东医小方
外感温热篇

周一品　著

科学技术文献出版社
SCIENTIFIC AND TECHNICAL DOCUMENTATION PRESS
·北京·

图书在版编目（CIP）数据

东医小方·外感温热篇 / 周一品著. —北京：科学技术文献出版社，
2020.6（2024.1重印）

ISBN 978-7-5189-6811-4

Ⅰ.①东… Ⅱ.①周… Ⅲ.①验方—汇编 Ⅳ.① R289.5

中国版本图书馆 CIP 数据核字（2020）第 101278 号

东医小方·外感温热篇

策划编辑：李 丹 责任编辑：李 丹 张 旭 责任校对：张吲哚 责任出版：张志平

出 版 者	科学技术文献出版社	
地 址	北京市复兴路15号 邮编 100038	
编 务 部	（010）58882938，58882087（传真）	
发 行 部	（010）58882868，58882870（传真）	
邮 购 部	（010）58882873	
官方网址	www.stdp.com.cn	
发 行 者	科学技术文献出版社发行 全国各地新华书店经销	
印 刷 者	北京虎彩文化传播有限公司	
版 次	2020 年 6 月第 1 版 2024 年 1 月第 6 次印刷	
开 本	850×1168 1/32	
字 数	102千	
印 张	6	
书 号	ISBN 978-7-5189-6811-4	
定 价	68.00元	

序

温热之病，急性传染病也，自《内经》以下，众书皆有所载。《内经》探温病之源，《伤寒论》为热病治验临床之首，刘河间之《伤寒直格》及《伤寒标本心法类萃》主病皆由火而发，薛生白之《湿热病篇》倡导水湿三焦辨证，叶天士之《温热论》与吴鞠通之《温病条辨》创卫气营血、三焦辨证之说；王孟英之《温热经纬》集前人之大成以为后世规范。又有戴麟郊之《广瘟疫论》、吴坤安之《伤寒指掌》、柳宝诒之《温热逢源》、恽铁樵之《温病明理》等，皆温病之专书。诸先辈毕一生之精力，其才其识远矣。吾辈今世学其道，若能灵活对证，当可药到病除，无古方不能今用之虑。

而温热之病为人之疾病最常见者，起病急骤，发展迅速，变化多端，在繁杂病症之中抓一二现症以判之，如万军之中取上将之首，实属不易。往往满腹药方，不能立马准确应用。唯有参各家所长，取长补短，方能运用自如，不可终生只执一派之一论。

本书总结常见外感温热病特点，结合本人多年经验与家传验方，主要讲述临床中怎样快速运用古方，灵活加减，对症下药，如探囊取物，而收立竿见影之效尔。因本人学识尚浅，不足之处请同人见谅。

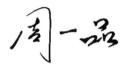

作者简介

周一品，字琅琊，号松山灵童，传承自中医世家，为"周氏济生堂"第五代传人。祖上自清末行医于沂州府西南乡（今临沂市兰陵县），祖父周继述为当地名医。作者幼承家训，耳濡目染，悬壶济世，业医二十八年，此书为多年经验之汇，不敢私之，献于世只为与同道共勉，以广济世之德，故为小方。

前　言

　　温热之邪侵袭肌表，卫气郁遏则发热。温为阳邪，上灼咽喉则咽喉肿痛，伤阴则口渴，上扰清窍则头痛，犯肺则肺失宣降，咳而胸满。肺与大肠相表里，顺传于胃，运化失常则呕恶或泄泻；邪盛正弱则逆传于心包，而发神昏、谵语等。亦有兼六经之症、杂症者，脉症合参，方不致误。

　　治温病以治热为要，其后再慢慢调理。在卫发散，在气清散，在营清解，在血凉血，在各经随经而治，方随证变，不可拘泥。病势减后则养阴清热，愈后必养阴益气。

　　温热之邪虽为阳邪，但不可过用苦寒，苦寒伤阴而无助于清热，唯湿热可稍稍用之，当以甘寒、咸寒，少佐辛温之品治之，方可祛邪而不伤阴。

　　大泻、大寒、大苦之药损伤胃气，小儿为纯阳之体，温病最多，但脏腑娇嫩，易虚易实，不可用之，恐病未愈而正气已弱，年老之人亦应慎之。孕妇莫用攻泻、有毒之品，恐损害胎元。体虚无里实者，或脉浮者，或便溏者亦不可泻下，泻下则有外邪内陷之虞。

目　录

温邪初受

在卫分，头痛发热，咽干流涕，口微干，汗出热不退，微咳。舌质淡，苔薄白，脉浮数。体温一般38 ℃以下。

治则：辛凉解表

方剂：荆芥葛根汤

方组：荆芥6 g   葛根30 g   连翘12 g

       麦冬10 g（切）   黄芩10 g   薄荷10 g

       甘草6 g

加减：咽痛加桔梗、玄参，咳嗽加桑白皮、陈皮，体弱乏力加党参，头痛加羌活，目眶痛加蔓荆子水煎温服。

方解：荆芥辛温，解表祛风，配葛根甘辛解肌，透表之力强，每服必有汗出而热减，使邪自表解。黄芩苦寒，为肺经要药，清肺热，凉大肠，使邪不犯肺。连翘苦寒，清热解毒，又能发表。温邪必伤阴，阴不足，邪必逆传心包，麦冬甘寒滋阴，凉心而祛浮火，使邪不入心包。薄荷辛凉透表，凉膈，膈者肺胃之墙，阻邪不入胃。甘草调和，使不伤脾胃。荆、葛、芩、翘寒温共用，防寒、温过度，葛根、麦冬生津养阴，甘草益气解肌透热，诸药合用则诸路皆阻，邪自出而不能生他症。

咽痛者肺胃素有积热，桔梗苦而不燥，提气行痰，排脓消肿，玄参咸苦寒，清火毒，滋阴凉血。咳嗽为肺失宣降，桑白皮泻肺气之实，陈皮行肺气之郁，肺不郁痰不生，宣降得宜咳自止，莫用涩敛止咳之品。体弱用党参，取其不助火而滋阴益气。头痛太阳表盛，以辛温之剂解之，羌活解太阳，目痛、眼眶痛者邪入阳明经，蔓荆子辛凉，清阳明风热，则目痛止。

总之表邪必用散法，随各症状之轻重加减。此方功胜银翘散，发汗、解表、退热最速。治温控制热为首要，其后慢慢调理。

表卫之邪不解，而入于气分

此热更甚，邪欲入里，顺传入肺，过膈后入胃，兼犯于胆，而后出于大肠。气分证身热甚，汗出热不退，口渴或喘，咳痰黏，或胸痛，或干呕。舌质红，苔薄黄，脉数而不浮。体温一般 38 ~ 39 ℃。

治则：清热解毒，清气分热

方组：生地 10 g　　玄参 10 g　　银花 12 g

连翘 12 g　　黄芩 10 g　　甘草 6 g

柴胡 12 g

用法：一剂药煎二次，饭后温服。

加减：白虎党参银花汤亦主之，热甚石膏重用，成人可用到 60 g 或 90 g，打细生用。若汗少重加葛根，发汗解肌而不伤津，可用到 30 g。

方解：生地、玄参凉血滋阴，感温邪而汗出热不解者，阴伤；银花滋阴凉血，清热解毒；连翘解表；柴胡解少阳热邪；黄芩清肺凉大肠。

温邪入于肺

咳喘甚而呼吸急促，或有黏痰，汗出仍热，口渴。舌质红，苔黄，脉数。体温 38 ～ 39 ℃。

治则：宣发肺气，清热平喘

方剂：麻杏石甘汤加桑皮、陈皮

方组：麻黄 10 g　　杏仁 6 g　　　　石膏 30 g

甘草 6 g　　桑皮 10 g（生用）　陈皮 10 g（去白）

用法：水煎服。

加减：热甚重用生石膏，胸痛邪伤肺络加丹皮，呕加生姜，痰多加半夏，痰中常有血加仙鹤草，虚脱者加西洋参，泻者加茯苓（炒）、桑皮（炒）。

方解：麻黄成人最平稳用量为 10 g，少于 8 g 不能发汗，需水炙用，去上浮沫，如不去沫，服后必咽干、心烦。

咳喘早期不可用五味子、杷叶等收涩之药。小儿不可用杏仁，此药降泄易伤胃气，必致大肠滑泻，必须用时，要用绵纸压出油，去油再用，用量要少。

阴虚肺燥

身热干咳或少痰或痰中带血，气急喘而胸痛，鼻咽干燥、烦渴、少气、舌质红、苔薄黄、脉数，体温在 37.5 ~ 38 ℃。

治则：滋阴润肺，清热止咳

方剂：润肺止咳汤（家传方）

方组：银花 10 g　　连翘 10 g　　薄荷 12 g
　　　桔梗 12 g　　麦冬 30 g（切）　大贝 10 g（打）
　　　桑白皮 20 g　前胡 10 g　　甘草 6 g

用法：水煎服，饭后温服。

方解：银花、薄荷辛凉，解表清热。麦冬、大贝润肺阴，清心热，止咳除烦。桔梗、桑白皮、前胡泻肺经实火。麦冬用量取决于燥之轻重，如咽干重口渴用20g，轻者用10g。

气阴两伤

病愈以后，别无他症，唯纳差、乏力、口干，温病伤阴耗气，久病又伤胃气。

治则：益气养阴

方剂：洋参麦冬汤（家传方）

方组：西洋参10g（打）　薏苡仁10g　麦冬15g（切）

甘草6g

用法：用洗糯米水二碗，煎成一碗，温服，一日二次。

方解：用洋参不用红参，红参辛温过度，不如洋参甘凉。合麦冬、甘草养阴益气，耗气伤阴则少气乏力。纳差便溏者脾虚不运，虽便溏不用白术、云苓，防温燥伤阴津，故只用薏米健脾开胃，以养水谷。

邪热入膈

邪热入膈则心中懊恼，烦热欲呕，口渴胸满。舌红苔黄，脉数或滑数。此邪已过肺入于膈，欲入于胃而呕、口渴。

治则：清热滋阴，泻火除烦

方剂：栀子豉汤（仲景方）加减

方组：山栀 2 g　　豆豉 12 g　　　　银花 15 g

　　　薄荷 12 g　　麦冬 12 g（切）　甘草 6 g

方解：豆豉驱瘴气除烦，散风寒；山栀泻火，合银花解热毒；麦冬、甘草滋阴，合薄荷凉心膈，除烦热。

不能用凉膈散者，引邪入胃也。

邪热入胃

一、阳明经证

邪热入胃，阳明证也，壮热大渴，脉洪大，不恶寒反恶热。大便无实结者面赤多汗，舌红，苔黄燥。

方剂：白虎汤加银花、党参主之

方组：石膏 30 g　　知母 10 g　　甘草 6 g

　　　银花 10 g　　党参 12 g　　糯米 30 g

用法：糯米前药煮开后下，待米熟，汤即可。

方解：石膏大寒，为阳明经药，能解肌表又泻阳明经热，知母泻肺滋肾，除虚热，合甘草、党参、糯米滋阴益气，以防热盛伤津耗气之弊。加银花者，以增清热解毒之功。

二、阳明腑实证

邪热结于胃腑，三四日不大便，蒸蒸发热，汗出不解，腹满痛，口中臭气，厌食。舌红苔黄厚，脉沉滑数。

方剂：调胃承气汤加银花、玄参、麦冬主之

方组：大黄10g（酒炒）　芒硝6g（冲服）　甘草6g

　　　银花10g　　　　　玄参10g　　　　麦冬10g

用法：水煎服，得快泻即停服。

方解：大黄、芒硝荡涤肠胃，泻热结；银花、玄参解热毒，又滋阴凉肺肾；玄参、麦冬、甘草三药滋阴增液，以增行舟之力，多日不大便，阴必虚，加滋阴凉血之剂增液行舟，使下而不伤津也。

用泻下药，一定要注意以下五点：

1.年老体弱者，有一用法，一碗药，温服，每10分钟喝一口，一碗药约5小时饮入，如一饮即吐者，停用，饮后腹中肠鸣者为得药力，腹微痛下坠者为将泻，可停服观察。

2.脉如浮者不可泻。

3.脉如丝者不可泻。

4.中病即止不可过。

5.刚出生百日不能泻。

三、阳明阴伤

胃阴不足，热未解，热不甚，呕而口干，乏力，心烦，汗津津。舌红苔黄，脉细数。

方剂：竹叶石膏汤主之

方组：竹叶 30 g　　石膏 30 g　　党参 12 g

　　　麦冬 10 g　　半夏 6 g　　甘草 6 g

　　　糯米 30 g

用法：水开后下糯米，米熟即可。

方解：石膏合竹叶火土两清；麦冬、甘草合竹叶清心火，除烦滋阴；党参合糯米以补胃气，又防石膏大寒伤胃；少用半夏者，降胃中上逆之浊气，合竹叶有清胃止呕之力。

热毒入胃

高热，气短乏力，口渴，水入即吐，呕泻不止，泻如稀水。舌红苔薄黄，脉数无力。表邪未解，毒入胃腑，运化失司，表里同病，阴阳错乱也。

方剂：桂苓甘露饮（明·方贤《奇效良方》）主之

方组：泽泻 10 g　　猪苓 10 g　　寒水石 30 g

桂枝 10 g　　苍术 6 g　　滑石 15 g

甘草 6 g

用法：先煮二石取汁，煮余药。温服，取微汗，呕者少服而频服。

方解：高热者，热毒盛，热邪传胃腑，呕泻不止，运化失司，表里不解。桂枝合苍术解表又健脾胃；泽泻合猪苓利湿而分清浊；寒水石合滑石清里热，合泽泻、猪苓利热中之湿，又导热下行；甘草调和，全方共奏发汗解表、清热利湿、表里二清的功效。

胃阴虚阳浮证

热病愈后表已解，无汗出，无呕泻、恶寒，唯神疲、纳差，每日有微热（37.2 ~ 37.5 ℃），热亦不再升高，每日如此，此阴不制阳而气又虚。

方剂：西洋参汤（祖父方）主之

方组：西洋参 10 g　　麦冬 12 g（切）甘草 6 g

薄荷 10 g　　银花 10 g

用法：水煎服，一日二次。

方解：温病热后，必耗气伤阴，但补气不可用人参，因有助火之弊，故只用甘凉之西洋参；麦冬需切，整煮泻下之药力不足；西洋参、麦冬、甘草益气养阴；加辛凉之薄荷透发余邪；银花甘寒，解余毒，故气阴足而阳敛，余毒解而热消。

热入大肠

身热，暴注泻下，色黄臭，肛门赤，微咳，烦热口干，苔黄脉数。身热不解，表热仍在，咳者肺有微邪，肺与大肠相表里，肺热直传大肠，浊热上冲胃则呕。

方剂：苏叶汤主之（家传方）

方组：苏叶 15 g　　银花 12 g　　连翘 12 g

　　　黄芩 12 g　　黄连 10 g（打）　藿香 15 g

　　　甘草 6 g　　扁豆 12 g（打）

用法：水煎服，一日二次。

方解：苏叶为君，其辛温解表，又和中解毒，合藿香芳香化湿，且二药辛温，又能制芩、连、翘之苦寒过度；芩、连、翘苦寒而制热毒，又燥肠中之湿；甘草调之；扁豆健脾燥湿，以强运化。

半夏泻心汤亦主之。

热结肠腑

日晡潮热，腹满谵语，热结旁流，或大便秘结，或下利清水。舌上燥，脉沉实有力。

方剂：调胃承气汤加薄荷、麦冬、山栀主之

方组：朴硝10 g（冲服） 大黄10 g 甘草10 g

薄荷12 g 麦冬12 g 栀子10 g（打碎）

用法：水煎服，一日两次，饭前温服。

方解：薄荷、麦冬凉心膈醒神，山栀除烦热，调胃承气导邪出于下窍，使热得清，神得安，故诸症得消。

太阳与少阳合病

时时便溏，脾湿不运，流涕咳嗽，肺卫表邪未解，反复起热，少阳病邪，舌红苔白，脉缓浮，身有少许汗。

方剂：小柴胡汤加减

方组：柴胡15 g 黄芩10 g 桂枝10 g

甘草6 g 白术10 g 云苓10 g

用法：姜、枣引。水煎服，一日二次。

方解：此太阳少阳合病，时时便溏者，邪入于里也，因入里未深，故脉仍有浮象。柴胡、黄芩和解少阳，桂枝、甘草调解营卫，白术、云苓健脾利湿，姜、枣者，以助胃气。

午后热

1. 热结少阳

热结少阳，无咳、喘、涕，夜间、上午无热，唯午后热，大便干，舌红苔薄黄，脉数滑，此为实邪。

方剂：大柴胡汤主之

方组：柴胡 15 g   黄芩 10 g   枳实 10 g

       赤芍 10 g   大黄 10 g   半夏 6 g

       生姜 3 片   大枣 10 个

用法：煎服。一日二次，得泻止后服。

2. 气虚

气虚发热，头晕、少气、乏力，每于午后微热。

方剂：补中益气汤加天麻

方组：柴胡 6 g   升麻 6 g   人参 15 g

       白术 10 g   黄芪 30 g（炙）   当归 10 g

       陈皮 5 g   甘草 6 g   天麻 10 g

用法：煎服，一日二次，饭后温服。

3.阴虚

日暮热临，傍晚热愈甚，早晨无热，唇红口干，此阴虚内热。

方剂：四物汤加柴胡、山栀、黄芩

方组：当归 10 g　　川芎 10 g　　生地 15 g

　　　白芍 10 g　　柴胡 10 g　　黄芩 10 g

　　　山栀 6 g

用法：煎服。一日二次，每日暮前煎服第一次，药渣第二日早再煎一次。

热郁少阳

发热时高时低，口苦，咽干，目眩，干呕，小便赤，胸胁憋闷不舒，舌红苔黄，脉弦。少阳郁热则热时重时轻，犯胃则呕，入内灼阴则小便赤，肝气不疏则胁不畅。

方剂：小柴胡汤主之

方组：柴胡 10 g　　黄芩 10 g　　半夏 6 g

　　　党参 15 g　　甘草 6 g

用法：姜、枣引，煎服。最好在发热前煎服，一日二次。

热入营分

身热夜甚，心烦躁扰，谵语，斑疹隐隐，咽燥，口干反不甚渴，舌质红绛，苔薄或无苔，脉细数。此热入营分，阴血伤，热迫血行则斑疹隐隐，心主血脉，营阴伤则烦扰，重则谵妄神昏。

方剂：*清营汤主之*

方组：犀角5g（磨粉，冲服）　生地15g　　玄参30g

竹叶10g　　　　　　　麦冬15g　　丹参6g

黄连6g　　　　　　　银花15g　　连翘10g

用法：水煎服，一日二次。

犀角难得，可用羚羊角粉或玳瑁粉冲服。

热陷心包

病久正衰，邪热内盛，闭窍，神昏谵语，高热不退。外脱则见汗多，气短，脉细无力，或身热骤降，烦躁不宁，面白，冷汗淋漓，四肢厥冷。

1.外脱者：舌绛无津，如杨梅带刺，小便黄，脉细无力但数，如釜中沸水，浮泛无根。

方剂：生脉饮服北京同仁堂安宫牛黄丸

方组：人参15g　麦冬15g　五味子10g

2. 后脱阳者：舌淡或有津，小便清，脉如欲绝。

方剂：参附汤服安宫牛黄丸

方组：人参 15 g　炮附子 6 g

3. 脱止后：去参、附，用甘寒滋润之品。

方组：洋参 15 g　　　　麦冬 20 g　银花 15 g

　　　薄荷 10 g　　　　甘草 6 g　羚羊角粉 5 g（冲服）

　　　玳瑁粉 6 g（冲服）

用法：水煎，一日二次，温服。

热入血分

1. 热入血分，迫血妄行，鼻衄便血，身热烦躁，甚则谵语昏狂，斑疹隐现，舌绛，脉细数。

方剂：犀角地黄汤

方组：生地 30 g　赤芍 12 g　丹皮 10 g

　　　犀角粉 3 g（冲服）

用法：水煎服，一日二次。

无犀角，用玳瑁、羚羊角代之。水牛角无用。

2. 入营不解而陷心包，神昏谵语，惊厥高热，舌绛，脉细数。

方剂：安宫牛黄丸主之

另用薄荷、石膏、荷叶煎汤温洗。

膀胱蓄血证

热与血结于膀胱，少腹坚满，按痛，小便利，大便黑易下，其人如狂，口干，漱而不欲咽，舌绛，脉细涩。

方剂：桃仁承气汤主之

方组：桃仁 10 g（打）　大黄 10 g　芒硝 6 g（冲服）

甘草 10 g

用法：煎服。一日二次，症消即停药，不可过服。

常见感冒类型

现代人暖床厚被，过食肥甘，该热不热，该冷不冷，作休无时，入夜不眠，逆四时昼夜之序。男女皆不知保养精气，妄劳妄耗，而致元气疲惫，易感外邪，病即入内，变生诸证。

一、风寒感冒

头痛或头微晕，周身酸痛，鼻塞声重、流清涕，无汗或少汗，微咳，微呕恶，舌苔薄白，脉浮紧。

治则：辛温解表

方剂：麻黄汤

方组：麻黄 10 g（炙）　桂枝 15 g　杏仁 6 g（炒，打）

甘草 10 g

用法：姜、枣引。煎服。先煮好糯米粥，服下药 10 分钟后，即取一碗热食，后盖被取汗。切记汗出时不见风。

本方用法重点：一定要取汗出，一汗而能愈。

本病注意特点：1. 绝无咽干、咽痛；2. 早期一般体温不高；3. 常有轻微怕冷；4. 三日后可能发热、咳嗽。

二、风热感冒

发热，头痛，鼻咽干，微咳，恶热，周身酸痛，个别高热，面赤，唇干红，舌红，苔薄黄，脉浮数。

治则：辛凉解表

方剂：银翘散加石膏、葛根

方组：银花 30 g　　连翘 15 g　　竹叶 10 g

荆芥 6 g　　薄荷 15 g　　豆豉 10 g

甘草 6 g　　芦根 30 g　　牛蒡子 10 g（炒，打）

葛根 30 g　　石膏 30 g

用法：如风寒感冒服用法，以取汗。

咽痛加马勃、玄参；咳加前胡、杏仁；口渴加葛根；高热石膏用 40 ~ 80 g。

本病特点：1. 鼻咽干；2. 全身热，不恶寒。

三、房事后感冒

无论男女多由房事后早晨洗头，或吹冷风，或夜卧凉处而受风寒，头晕欲仆，或头痛欲呕，周身无力，不欲睁眼，闭目方舒，腰酸背痛，鼻塞有涕，口淡无味，舌淡，苔薄白，脉芤大。

治则：温阳补气，轻用辛温发散

方剂：桂枝汤加人参、防风、当归、川芎

方组：桂枝 15 g   白芍 10 g   甘草 10 g

          人参 30 g   防风 10 g   当归 10 g

          川芎 6 g

用法：姜、枣引，煎服。取微汗出即可。

本方人参用 30 g 为主药。

本病特点：1. 无热一派虚寒之象；2. 不便问房事，但脉芤大；3. 头晕痛欲仆，闭目方舒。

四、食毒感冒

多见夏日饮食不当，出现食物中毒的特征，呕吐腹痛，心胃难受，或轻腹泻，同时又外受风扇、空调之寒，头胀头晕，鼻塞流涕，个别有轻微发热，舌淡苔腻，脉滑浮微数，久则有虚脱之象，面萎黄汗多，周身虚软。

治则：和中醒脾，解表散寒

方剂：藿香正气散

方组：藿香 15 g　　苏梗 12 g　　大腹皮 10 g

　　　甘草 6 g　　　桔梗 10 g　　陈皮 10 g

　　　苍术 12 g　　　云苓 15 g　　厚朴 10 g

　　　半夏 8 g　　　神曲 12 g　　白芷 10 g

用法：姜、枣引，煎服。

加减：有热加黄连 10 g。

本病特点：1. 感冒症备；2. 呕恶中毒症状明显。

五、食积感冒

大多先由饮食积滞或饱食后又冒风寒所致，头痛，鼻塞，流涕，周身酸，伴腹胀、胸满，嗳气有酸腐味，纳差厌食，或咳而呕恶，舌淡苔腻，脉浮，右寸关大而滑实。

治则：消食导滞，解表散寒

方剂：杏苏散加木香

方组：杏仁 10 g（炒，打）　苏梗 15 g　　桔梗 10 g

　　　枳壳 10 g　　　　　　前胡 10 g　　半夏 6 g

　　　云苓 10 g　　　　　　甘草 6 g　　　枣 3 个

　　　木香 10 g

方解：此方虽不用焦三仙导滞，但功用非常。杏仁降胸中气逆，开大肠气闭，有导下宣降之功；苏叶与木香同用，既辛温解表又宽膈行气，其余诸品轻用，有一剂轻，三剂愈之效。

本病特点：1.有感冒症状；2.必伴胸满闷、嗳腐气。

六、阴虚感冒

外有表寒，头晕痛，颧红，鼻塞，鼻干但仍有涕，咽干痛，咳嗽，喉中干痒，唇干口渴，但不喜热饮。午后起热，夜卧烦热，有小热，手足心有干热的感觉，个别手心干，有怕风感。舌红，苔薄白微黄，脉细数。

治则：滋阴解表

方剂：沙参麦冬汤去扁豆、花粉加防风、葛根

方组：沙参 15 g　　麦冬 10 g　　玉竹 15 g

　　　桑叶 10 g　　甘草 6 g　　防风 15 g

　　　葛根 30 g

用法：煎服。

方解：用葛根 30 g、防风 15 g，发汗而不伤阴量少不能汗出。

本病特点：1.外有表寒、头痛、鼻塞、怕风；2.怕热、不喜热饮、口咽干。

七、阳虚感冒

头晕或微痛，周身怕风，微恶寒，多喜加衣被，一般无汗出，流清涕，微咳，咽不干，鼻塞。手指梢发凉，基本无发热，舌淡，苔薄白，脉大无力或浮缓。

治则：温阳解表

方剂：桂枝汤加人参、防风

方组：桂枝 15 g   白芍 12 g   甘草 10 g

       人参 15 g   防风 10 g

用法：姜、枣引，煎服。不用取汗。

加减：恶寒重者加附子，腹泻加炒白术，咳加五味子、干姜。

本病特点：1.怕风恶寒；2.手指凉但无热，脉缓。

八、气虚感冒

感冒缠绵不愈，头晕乏力，周身酸痛，一般无热或微热，有时一阵微汗出，动则甚。鼻塞声重，微咳，舌淡苔白，脉浮缓无力。

治则：补气解表

方剂：补中益气汤

方组：柴胡 5 g   升麻 5 g   人参 15 g

       白术 15 g   黄芪 30 g（炙） 当归 10 g

       陈皮 6 g   甘草 6 g

用法：姜、枣引，煎服。

加减：咳痰加前胡；咳三天后加五味子、干姜；胸闷加桔梗；汗多加蜜炙甘草，重用白术 30 g；鼻塞重加防风。

要点：柴胡 5 g、升麻 5 g 只取轻微升发，不可过量。

本病特点：1.周身酸乏，少气无力；2.脉浮缓无力。

九、孕期感冒

但忌有毒之品，清淡用药即可。

1.风寒：头痛鼻塞，周身酸痛，脉浮，无咽痛、口咽干及鼻干。

方组：苏叶 15 g　　党参 15 g　　防风 12 g

　　　甘草 6 g

用法：煎服。

2.风热

方组：苏叶 15 g　　党参 15 g　　黄芩 10 g

　　　甘草 6 g　　　薄荷 10 g

用法：姜、枣为引，煎服。

加减：咳加五味子少量。

案例分析

风寒外感咳嗽案

肖某，26 岁。

冬季外出受寒，于下午 5 点发病。

症见头痛鼻塞，流清涕，咳嗽胸闷，吐痰清而咸，口淡无味，恶寒怕风，无热，舌苔薄白，脉浮紧。

此六淫之风寒侵袭卫表，肺卫不宣，肺气上逆而为咳逆，遂发病。《伤寒论》："病有发热恶寒者，发于阳；无热恶寒者，发于阴。"此无热恶寒，病发于阴分可知，用药当辛温解表，宣发肺卫。

方剂：杏苏散加减

方组：麻黄 8 g（炙）　　杏仁 6 g（炒，打）　　紫苏叶 12 g

　　　陈皮 10 g　　　　　半夏 6 g　　　　　　生姜 3 片

　　　桔梗 10 g　　　　　枳壳 9 g　　　　　　羌活 6 g

　　　前胡 10 g　　　　　茯苓 10 g　　　　　　甘草 6 g

　　　大枣 3 枚

服法：水煎服，每日早晚各服一次。饭后温服，盖被取汗。

第二日诊

早饭服药后少许汗出。晚饭后，睡到晚 9 点多时，周身热气蒸蒸，全身大汗，服温水一大碗，次早诸症基本消失，唯有轻微咳嗽，原方减麻黄为 3 g，去枳壳，又进一副。

第三日诊

诸症痊愈。

总结：此方为清朝名医吴瑭所创，意在疏表、宣肺，清轻相配。以紫苏、生姜、大枣疏风解表，调和营卫；今又加入麻黄、羌活，以增加辛温发散、去寒解表之力，前胡、杏仁、桔梗宣肺止咳；陈皮、枳壳理气，半夏、茯苓燥湿化痰。外感风寒者，每用此方，基本 1～3 副，均汗出而解。

吴瑭原意是治外感凉燥，其实外感咳嗽，有人认为起始很难分清风寒、风热，有时似寒又似热，有时兼寒又兼热。临床治外感，初诊时一定要区分辛温解表还是辛凉解表，寒热分清后，往往最易下手。没有经验的医生，辛寒、辛温并用，表解、里解两图，常常疗效很不满意。治外感解表为要，切莫一见外感，即用板蓝根、大青叶、金银花、小柴胡、蒲公英等，那均是西医实验室的结论，真正到了临床，还是以辨证论治，对证下药为准绳。

外感风温案

张某，男，46 岁。

春季发病，受风温之邪。

症见头痛发热，咳嗽有痰，色微黄，咳则呕恶，使劲咳则胸痛，夜间咳甚，口渴鼻干，唇干红，发热五六日不退，大便四日未行，汗少，舌质鲜红，苔薄黄，脉浮数伴细弦。

风温之邪袭肺胃两经。肺主一身之气，胃为十二经之海，肺病则气机不调，失其清肃之力，故咳而胸痛；汗少表不解，热不得表解而传于胃，胃病则不能受纳运化，通降之职失司则咳而呕，内外俱热；热结阳明故肌热不退，四日未更衣；至夜咳尤甚，不能安卧，乃热邪伤阴液，燥热扰犯肺金，肺热叶焦，故咳嗽、胸痛；阴分素亏，邪火充斥表里，显然可见。据述起病至今，未曾得大汗，一因表邪郁闭，一因阴液亏耗，无蒸汗之源。脉症合参，证非轻浅，若进用汗法，则伤阴液；若不用汗法，则邪无出路；若用下法，虽可急下存阴，又恐表邪内陷，顾此失彼。

治则：生津达表，清泻阳明，宣肺化痰。祛邪以养正

方剂：麻杏石甘汤加味

方组：麻黄 10 g（炙）　杏仁 6 g（炒，打）　石膏 50 g

　　　甘草 10 g　　　　葛根 20 g　　　　　生桑皮 15 g

　　　麦冬 15 g

用法：煎服。取微汗，一剂。

第二日诊

风温外受，温邪入里，蕴蒸肺胃两经，以致肌热多日不解，咳嗽痰多，胸胁牵痛，口渴，夜半咳甚、气逆，直至天明稍安。夜甚阴必虚，扰犯于肺，加之燥痰恋肺，肺热叶焦，清肃之令不能下行，四日不便，肠中燥结可知。唇焦，舌不红绛而鲜红，苔但干而微黄，脉浮数而带细弦。《经》云："尺肤热甚，脉盛躁者，病温也"，皆是伏温熏蒸之现象。平素阴液亏耗，得温邪最易化热伤阴，是阴液愈伤，而风温燥热为患愈烈也。欲

清其热，必解其温，欲化其痰，必清其火。

昨日进清热宣肺之剂，病人汗出，热势稍减，头痛咳俱轻，唯大便不下，口燥未轻，此阴津太亏，需增液行舟。原方加入花粉 10 g，一剂煎服。

第三日诊

昨日之剂服后，于下午 4 点左右，腹中微痛下坠，行一次大便，周身微汗出，表里双解，发热见退，咳嗽、胸痛、气逆亦觉减轻，原方又进一剂。

第四日诊

于夜间大便二次，第二日体温已正常，咳已轻一半左右，周身无力，少气肢懒，无呕恶，意欲饮食，中午得汗两次，诸症如失，仲景云："阳明病欲解时，从申至戌上是也"。温热之邪已解，表里得清，但阴津已耗，胃气已伤，故唯形神衰弱，唇燥口干，意欲饮食，胃气将复，脉已不数，嘱其家人煮糯米加莲子食之，不可食肉炙之物，生津液而滋化源，益胃气而中气方足，又改进一剂而收功。

方剂：沙参麦冬汤加减

方组：沙参 15 g　　党参 20 g　　麦冬 15 g

　　　甘草 6 g　　　银花 10 g　　五味子 3 g

总结：病有标本之分，治有先后之别。病急则治其标，缓则治其本。治温病，治热为标，其治急者，养阴为本，其治缓者、表里俱病者，表里两治之。本病表邪未净，入里伤阴，唯阴分本亏，津少上承，余焰留恋气分，肺金失其清肃，顺传于阳明，口干唇燥，头晕且痛，形神衰弱，大便闭结，舌苔黄，皆热邪化燥伤阴为患。燥字从火，火灼津液为痰，有一分之燥，则生一分之痰。麻杏石甘宣泄肺气，重用石膏，合葛根解肌清泻阳明，桑皮泻肺气，合杏仁使邪热出于大肠，花粉合麦冬增液补阴，左脉弦数已缓，右脉滑数亦和，病情已有转机，循序渐进，自能恢复原状。故表解热清，燥润痰化，生津液以滋化源，俾津液来复，则燥润阴生矣。调补胃气，诸症得全。

气虚感冒案

廖某，男，34岁，初诊于冬季。

患者平时不劳动，整日坐办公室，不耐风不耐阳光，本体素弱，平时易感冒。面萎黄肌弱，一有冒风即感冒。此次感冒持续12天，服西药不愈。头晕痛，畏风畏寒，时自汗出，身倦乏力，少气懒言，关节酸沉，二便正常，舌淡无苔，脉象沉迟无力。此属气虚感冒，营卫不固，治宜温阳益气。

方剂：补中益气汤加味

方组：柴胡 6 g   升麻 6 g（酒炒）

      人参 15 g   黄芪 60 g（炙）

      防风 10 g   白术 15 g（炒）

川熟附子 6 g（炮，先煎）　　甘草 6 g（炙）

当归 10 g（洗）

用法：连用二剂。姜、枣引，水煎服。先煎附子 30 分钟，再纳余药同煎，去滓取汁，煎二次。兑一起，分三次，饭后温服。忌萝卜。

第三日诊

畏风明显见轻，恶寒亦减，头痛稍轻，仍时汗出，双手无力，脉缓，右沉迟，左沉弱，舌苔白腻。昨晚于婚宴饮啤酒二杯，食一些水果，今早有胃脘痞满、腹胀的感觉。此为卫阳已虚，内积湿邪，改用温阳利湿为治。

方组：黄芪 15 g　白术 15 g（炒）　附子 4 g（炮）

苡仁 15 g　车前子 10 g　　　陈皮 6 g

云苓 15 g

用法：一副，水煎，食前服。

第四日诊

诸症大减，心下胀满已消，一夜排气多次，小便一次，早起大小便各一次，自感腹畅，但仍感恶风，脉缓有力，前方继用一副。

第六日诊

病人自感症已明显见轻，已愈一半，饮食比以往增多，唯现出门上班仍觉怕风，酸乏，少气力。脾主四肢肌肉，平素不劳动，饮食减少，肌肉不充，筋骨不健，大补胃阳以升中气。

方组：人参 15 g　　白术 15 g（炒）　　山药 30 g（炒）

　　　　炙黄芪 30 g　芡实 15 g　　　　黄精 15 g（蒸）

用法：水煎服。

连用十剂，诸症痊愈。嘱其每日打太极一小时以固之。

总结：本体素弱，阳虚卫外不固，故平时易患感冒。此次感冒，虽有汗出但表不解，腠理空虚，玄府洞开，卫阳不固。故先以补中益气汤加附子温阳益气固表，使营卫得和，又因饮食寒凉，继以温阳利湿，终以温阳补中而获痊愈。脾胃者后天之本，若不辨体质，只用一般治疗感冒的表散之剂，则表卫越散越虚，卫愈不固，病必不解。病随体异，用药亦有所不同。现今大人、小儿均不接地气，整日窝在水泥窟中，与阳光有仇，食不五谷，夜不早睡，妄劳妄耗，弱不禁风，此种病人如能坚持打太极，多可不药而健。

暑日食伤感冒病案

张某，42 岁，教育局工作。

夏七月，酷热异常，星期天到城外钓鱼，缺少饮水，受暑热而不觉。傍晚回城赴宴（路边烧烤），嗜酒饮凉，多食羊肉、鱼虾油腻之味。夜深回家，觉渴甚，又饮冰箱中果汁一杯，一夜空调未停。天始放亮时，腹痛胀，呕吐，即得大便，便呕皆有酸腐之味，头痛如裹，时欲昏昏，周身酸痛，发热恶风，时有汗出，但不多，微咳，夜间到医院输液一次不见轻。

早诊

面色发黄，四肢无力，呕吐不止，头痛身热，自汗恶风，虽汗出但仍发热 39 ℃，腹胀坠痛，满腹水鸣漉漉，腰背亦隐痛，渴欲冷饮，胸闷心烦。病人身上有种伤食的气味，异常难闻。舌质红，苔白厚腻，脉促带芤。

此暑热伤表，内伤饮冷，脾中寒湿，复又受空调之寒冷，郁结卫表，造成暑热不得清解，卫阳不得宣泄，故身痛发热加重。暑本伤脾，又得寒凉、厚腻之品，脾湿不得运化，传于胃肠则泄泻。此暑热风寒伤太阳之表，食滞、寒凉伤足太阴之里，表里同病，错综复杂，寒热同在。

方组：藿香 15 g　　苏叶 12 g　葛根 30 g（面煨）

薄荷 12 g（后下）　白芷 12 g　黄连 10 g

甘草 6 g　　　　黄芩 12 g　白蔻 10 g（打）

薏米 12 g

用法：水煎服，一剂。

方解：藿香芳香化湿，合薏米健脾化湿，白蔻和中止呕而消食，使脾得醒，湿得运化；苏叶、葛根相合，解表发汗又和中解毒；白芷合藿香芳香开窍，合白蔻芳香和中而祛肠胃寒湿；薄荷、芩、连者，合而解暑热之毒，又能祛肠胃之湿热。诸药合用，祛在表之寒邪，而不温热过度，清暑热而不致寒滞，醒脾和胃，表里双解也。

第二日诊

诸症已轻，约一半左右，又用原方一剂。

第三日早晨诊

腹痛胀泻均已愈，因天太热，又吹空调一整夜，今早唯恶寒头痛，咳而胸闷，身有小热，一阵冷时起鸡皮疙瘩。此《素问·刺热篇》所云："肺热病者，先淅然厥起毫毛，恶风寒，舌上黄，身热，热争则喘咳，痛走胸膺背，不得大息，头痛不堪，汗出恶寒"也。此里证已愈，复又表郁肺热，专攻表宣肺即可。

治则：轻宣清解

方组：麻黄8g（炙）　　石膏15g（打）　　党参30g

　　　前胡12g　　　　桔梗10g　　　　甘草6g

　　　生葛根30g　　　生姜3片　　　　大枣10个

用法：水煎服，一剂。

第四日诊

自述夜间服药后约三小时，汗出周身觉清爽，今早服后又出汗少许，诸症如失，嘱其忌口十日，忌空调、风扇十日，又进一剂收功。

总结：本病初，先受暑热，复受风寒，寒裹暑热，不得发散，又食生冷，内伤脾胃，运化失司，既要解表散寒，又不能用辛温助暑热，既清暑热又不能寒凉束表，虽急则治标，但里证亦急，寒热错杂，故温凉同用，妙在搭配，本病已愈十之八九，然酷热贪凉，复为寒邪伤表，好在里邪已解，专功解表而痊。当今此种病症每年暑天发病之人很多。

产后风温暴泻案

患者娄氏，27岁。

因春末产后，其婆婆让其保暖太甚，夜间掀被子，睡醒后感冒，发热头痛，恶寒无汗，周身不适，咽喉干痛，微带几声咳嗽，舌淡苔薄白，脉浮数。其兄是中医大夫，考虑产后感冒，又受凉为病，虽脉浮数，但恶寒无汗，发热咳嗽，遂投桂枝汤加党参以取汗，当夜汗出，热不退，忽暴泻，泄泻一昼夜十余次。

早晨起床在本村输液治疗一天不效来诊。病人症见口干咽痛，气促乏力，目闭头晕，身灼热，呕恶，渴饮无度，舌苔焦黄干燥，脉数而疕。

此热极，正气又虚，阴液不足，证本风温犯肺，不与清解，因恶寒无汗，反投辛温，肺热下移于大肠，乃作暴泻，《内经》所谓"暴注下迫，皆属于热也"。况产后营血不足，大热大泻足以亡阴，此气阴两亏，非甘寒急救其津液不足以解，若误认为脾病，与温燥升补之药，必阴竭而阳厥，抽搐神昏。急欲存阴补气，必先敛阴止利，间清肺热。用竹叶石膏汤加减，清阳明，凉肺、肠热，佐以甘凉诸品以救津液。

方组：生甘草6g　　生石膏40g　　葛根20g

鲜竹叶15g　西洋参10g　麦冬10g

半夏6g

用法：水煎一大碗，糯米一把，开后入，米熟即可，频频服之。

第一日诊

自早到晚睡时，连用三副，频服不停。大剂甘寒服至晚11点左右，自觉身体舒畅，一夜睡得很好。

第二日早诊

体温已降到38℃左右，口渴减轻，一夜泻四次，稀粪，觉肛门灼热，病已见轻，原方继续用，一日用二剂。

第三日诊

早起食糯米粥一小碗，体温已正常，唯泻不止，周身乏力，口干，渴不甚，原方继续用一剂。

第四日诊

诸症已愈，唯便溏一日三次，饮食有增，此热邪已解，减去石膏、竹叶、半夏，加薏米10g、云苓10g，用一剂。

第五日诊

大便一日未解，小便一日四次，诸症痊愈。

总结：此病乍看虽有风寒表象，但脉浮而数，口干咽痛，实是风温外感，热重于寒，又新产血虚，最忌发汗，但后来，阴大虚，热不解，当先救急，故重用石膏，虽有大寒之弊，但有热邪相抵，故有亦无损。可放胆用之。

风寒感冒引动肺中伏邪案（西医称慢性支气管炎继发感染）

赵某，男，70岁，退休干部。

患者咳嗽已廿余年。平时受凉即加重，一遇油烟熏即上不来气，两天前洗澡后冒风寒，受凉后恶寒发热，体温39℃，头胀痛，咳嗽，白痰黏稠，胸闷气急，饮食减少。第二日入院检查：肺底少量湿啰音。白细胞18.9×10^9/L，中性粒细胞百分比98%，淋巴细胞百分比30%。胸部X线：双肺纹理增粗，有斑片状阴影，模糊，西医内科诊断为慢性支气管炎继发感染，遂在医院输液治疗，外加口服西药与中成药。连续输液五天，症状只是稍见轻，体温一直保持38℃左右，遂来诊。

初诊

咳嗽宿疾已久，六日前感寒而发。虽输液控制症状，但病情缠绵不愈，现身热咳嗽，黄痰黏稠，胸闷气急，纳谷不香，时有心悸，舌苔薄腻，脉弦浮数。此患者宿有痰饮，复感风寒，郁而化热，痰热阻肺，治拟清化痰热，宣肺化饮。

方剂：小青龙汤加减

方组：麻黄10g（炙）　　石膏60g（打）　　甘草6g

　　　细辛4g　　　　　　半夏10g　　　　　白芍12g

　　　桂枝12g　　　　　　五味子2g　　　　　生姜3片

　　　大枣12个

用法：水煎服，一日二次，温服取汗，热粥助之。

第二日诊

当夜身有汗出，头痛身热减退，夜间小便一次，量中等，体温 37.5 ℃，仍有咳嗽，痰黄黏稠，胸闷，动则心悸乏力，前方见效，效不更方，原方继续服一剂。

第三日诊

体温已正常，咳亦减少一半，痰中稍有一点黄色，但胸闷乏力，心悸气短，厌食仍如前，脉有虚大微芤之象，此元气大虚，中气不续，肾气不纳，遂停上方，改为大补。

方组：人参 12 g　　　山药 30 g　　　白术 15 g（炒）

　　　云苓 15 g　　　甘草 6 g　　　当归 12 g（洗）

　　　熟地 30 g（黄酒蒸熟，切）　　陈皮 6 g

　　　冬虫夏草 10 条（炒黄，为沫，冲服）

用法：前药煎二碗，分六次温热冲虫草粉，一日用尽。

第四日诊

晨起倍觉神清气爽，气力有加，心悸气短明显见轻，食欲增加，原方不改，连进十二副。来复诊时，已面色红润，声音响亮，诸症痊愈。

总结：患者有痰饮宿疾，感受风寒而诱发伏邪，邪郁化热，因而有身热、痰黏稠、脉数等症状。《伤寒论》："伤寒表不解，心下有水气，干呕发热而咳，或渴，或利，或噎，或小便不利，少腹满，或喘者，小青龙汤主之。"今诸症备，表热不解，内热已生，故初重用石膏。热清表解而里证显，故急改调里，年老久病，本元已虚，若不急补，恐气脱命衰。冬虫夏草补肾纳气，止咳平喘，确有大效。

风温挟痰饮化热案（葡萄球菌性大叶性肺炎）

刘氏，女，71 岁。

患者素有慢性气管炎病史，逢冬发作，平时感冒加重，今秋因冒点小雨感冒，当夜突然发热、咳嗽加重，咳痰量增多，微带喘憋，恶寒无汗，头痛，周身骨节酸痛。急到大医院检查：体温 39 ℃，急性病容，面红气促，呼吸 34 次 / 分，血压 90/60 mmHg。左胸上部及左背下部叩诊浊音，听到湿性啰音，肝肋下一指，压痛不明显。白细胞 18×10^9/L，痰培养为金黄色葡萄球菌，胸片左肺见斑片状模糊阴影，右侧见少量斑片状模糊阴影，诊断为双侧葡萄球菌性大叶性肺炎，慢性支气管炎。住院西医治疗，三天后症状有所缓解，因平时发作经常找我开中药，希望配合中医治疗，在征得所住科室主任同意后，下午治疗后来我院诊治。

来诊时病人发热汗少，咳喘气急，痰多黏黄，口渴喜饮，胸闷胁痛，小便黄，大便干。舌质红，苔黄腻，脉浮滑数。此表邪尚未全解，邪热蕴于肺胃。

治则：清热宣肺，止咳化痰

方剂：麻杏石甘汤加减

方组：麻黄 8 g（炙）　　　　杏仁 6 g（炒，打）

　　　生石膏 30 g（先煎）　　粳米一把

　　　炙甘草 10 g　　　　　　黄芩 10 g

　　　前胡 12 g

用法：水煎服，一日一剂，煎二次服，同时回医院配合输液治疗。

第二日诊

发热已轻（体温 37.5 ℃），汗出，胸胁痛轻，仍咳嗽痰黏不爽，口渴，小便短赤，大便一次，不干。脉滑数，舌红苔黄腻，时咳而带呕恶。此表邪已少，邪热已有犯胃之意，治拟前方麻黄减量，去黄芩、前胡，加滋润清泻肺胃之品。

方组：麻黄 3 g　　　杏仁 5 g　　　生石膏 30 g（先煎）

　　　鲜沙参 12 g　　麦冬 12 g　　鲜芦根一把

　　　玉竹 15 g

用法：煎服，一剂。

第三日诊

发热渐退，体温正常，汗出津津，二便正常，唯咳喘，痰黏，黄色有腥气，乏力纳差。原方中加薏米 12 g，一剂。服法同前。

第四日诊

体温一直正常，胸闷胁痛已消失，但咳喘痰黏腻。舌苔黄转白，舌质红，脉细滑数。治拟清肺化痰，养阴生津。

方组：陈皮 6 g　　　杏仁 5 g（炒，打）　　生薏米 10 g

　　　桔梗 10 g　　　生甘草 6 g　　　　　　麦冬 12 g

　　　沙参 12 g　　　党参 12 g　　　　　　贝母 6 g

　　　瓜蒌皮 10 g　 鲜茅芦根一把

第五日诊

上方服后，咳喘减轻，吐痰减少，食欲增加。苔变薄白，舌质淡红，脉细数。原方继续用一剂。

第六日诊

诸症消失，唯时时咳嗽，动则稍喘，此年老气弱，当补脾益气，润肺生津。

方组：西洋参 15 g　 山药 15 g　　桔梗 10 g

　　　麦冬 10 g　　　石斛 15 g　　甘草 6 g

用法：水煎服，一剂。

第七日诊

今日出院，症状基本消失，体温及白细胞计数与分类计数均正常，胸片见双肺病灶在吸收消散之中。遂带药十剂回家巩固治疗，出院十天后胸片复查病灶完全吸收。

总结： 大叶性肺炎，病人往往高热，有恶寒有恶热者，其临床表现多与中医之"风温"犯肺相似。风温由风热时邪或风寒化热所致，以发热、咳嗽、呼吸急促、脉浮口渴等为主症。本例见症与风温传肺符合，平素又有伏饮症状，故胸闷纳呆、痰黏不爽、苔腻等症。

初诊时，身热恶寒无汗，口渴，太阳表证明显，同时伴有便秘、苔黄，阳明腑证亦见，按六经辨证，属太阳病而兼阳明病。而咳嗽、气急、多痰，病邪郁于肺卫亦当无疑，所以辨证属于"邪郁肺卫，痰热内生"。处方用麻杏石甘汤加味，重用石膏清阳明之热；糯米养胃，合石膏不至过寒；黄芩清热燥湿；杏仁降肺中气逆而平喘；前胡苦寒，止咳清肺热。

第二处方，表邪已解，偏重化痰清肺，滋润肺胃，所以二诊时麻黄减量，去苦寒之黄芩、前胡，加沙参、麦冬、玉竹滋阴润燥之品，麻杏石甘汤为清泻肺热之要方，这样就肺胃并重了；方中还加用了养阴、生津、清热的鲜芦根，这是因为热病最易伤阴，必须随时注意保存津液，但应注意，热邪未祛之前，保存津液的主要措施应是除热而非养阴，养阴生津只能作为辅助。

三诊时发热渐退，说明前方有效，因而守方再服，因痰黏湿重而加薏米。

四诊时体温已正常。

第五、第六诊，咳嗽痰多不消，为肺经痰热未净，舌红苔腻，故多加贝母、蒌皮、陈皮、桔梗，理气化痰。

发热重病之后，气阴两伤，最后益气养阴、清肺化热之药应相应减少，故第七诊时改方，以西洋参、山药补益脾肺之气，桔梗化痰提气，麦冬、石斛滋养肺胃，又十剂调理而至痊愈。

风寒感冒咳嗽转肺热咳嗽案

患者张孩，3 岁。

春日玩耍出汗，脱衣后冒风寒，第二日天将明时发病，鼻塞流涕，咳嗽干呕，无热，二便正常，早起饭后咳嗽不止，在家服西药一天，第二日不效来诊，其父要求服中药。此风寒感冒症备，唯咳嗽症剧，以前有过四次小儿肺炎，遂辛温解表，宣肺止咳。

方剂：止嗽散加味（程钟龄方）

方组：紫菀 6 g（蜜蒸）　　桔梗 9 g

百部 12 g（蜜蒸）　　白前 12 g

荆芥 9 g　　　　　　陈皮 9 g

甘草 6 g　　　　　　杏仁 4 g（炒，打）

防风 6 g　　　　　　生姜 3 片

用法：用水两大碗，煎至一小碗，每次服一酒盅，约 20 毫升，1.5 小时服一次，温服（夏日需放冰箱中，温服）。

第二日诊

诸症见轻，原方继续服用，病人回家后两日未来复诊，自述病已减轻不少。

第五日诊

忽又来诊，患儿病本已很轻，但食鸡肉后，隔日咳嗽又重，伴发热 37.5 ℃，咳吐黄痰。

程钟龄此方对于新咳、久咳，咳痰不爽者，都可运用。方中荆芥、防风为疏风解表而设；紫菀理肺宁嗽，紫菀、百部用蜜蒸，还能润肺；白前、陈皮、桔梗利气化痰。兼有口渴、心烦、小便黄者，偏于内热，加黄芩，麦冬；凡外感咳嗽迁延不愈、痰黏、苔腻者，偏于湿甚，此方加姜半夏12ｇ、茯苓30ｇ，止嗽化痰；偏于喘者加杏仁，疗效颇好。

今患儿因食肉至生内热，本肺胃不宣而郁于肺经，故生热痰，此时表已解，此热乃肺胃之热，于前方减去荆芥、防风、杏仁，加黄芩10ｇ（酒炒）、麦冬10ｇ，煎服法如前，又三天诸症痊愈。

风温误下案

郝某，男，37岁。

风温为病已三日，身热有汗，微恶寒，咳嗽痰多，气急胸闷，口渴，不喜热饮，厌食，已五日未大便，小便微黄，舌淡苔薄黄，脉浮紧数。

初投辛凉解表、润肺化痰之剂，以银翘散加川贝6ｇ。仍身热不解，周身酸痛，伴有恶心，考虑呕而发热，大便八日未行，此为热结少阳。

方剂：大柴胡汤

方组：柴胡15ｇ　　黄芩10ｇ　　半夏6ｇ

　　　赤芍10ｇ　　枳实10ｇ　　大黄10ｇ

用法：一剂，姜、枣引，煎服，一日二次。

第三日诊

前方服后，身热减退，腹中下坠，大便二次，不多不干，小便黄减，继而出现少气懒言，语音不续，胸闷烦，汗出指冷，动则心悸，咳喘加剧，每咳必呕，时有呻吟之声，脉细弱。此初虽有风温之象，但脉中仍有紧意，微恶寒者，虽有风温之象，但寒邪未尽，应于银翘散中加羌活、防风辛温之味，必寒温并解；又见呕而发热，多日不大便，实则为热邪顺传胃中，浊气上逆而呕，多日不大便，实因多日食少，无以积粪。而过早使用大柴胡，徒伤胃气，至病邪内陷，气脱汗虚，有亡阳之兆。《伤寒论》："太阳病，发汗，遂漏不止，其人恶风，小便难，四肢微急，难以屈伸者，桂枝加附子汤主之。"今病温多日，因无表证，再用桂枝多有不妥，故去之，元气大损，重用人参，改方如下。

方组：人参30 g（去芦）　白芍15 g　甘草10 g（炙）
　　　附子5 g（炮）　　姜3片　　大枣12个

用法：煎二次，合一起，约1000毫升，每服一酒盅，半小时一次，温服，一日用尽。

第四日早晨诊

见病人肢温汗收，脉亦渐起，阳气已复，神识渐旺，唯咳嗽痰多，气逆，喉间痰鸣，痰浊逗留肺胃，肃降之令失司。今拟调补胃气，滋阴宣肺化痰。

方剂：生脉散加沙参、陈皮、薏米、桔梗

方组：人参20 g　　麦冬15 g　　五味子6 g

　　　沙参15 g　　桔梗6 g　　陈皮5 g

　　　薏米10 g

用法：煎服。

第五日诊

服两剂后，咳嗽、气逆、痰鸣均已大减，咽喉干燥，痰黄，舌边绛，苔薄黄，神疲肢倦，脉濡小而数。是肺阴不足，胃阴不养之故。此时基本不咳，重在滋养。

方组：玉竹30 g　　甘草5 g　　葛根10 g（面煨）

　　　西洋参15 g　麦冬10 g

用法：煎服。

连用五剂，诸症痊愈。

风温挟湿案

刘某，男，28岁。

患者春末夏初发病，素体肥胖，发病两天，头晕发热，体温不甚高，有时低，有时汗出热又少，周身酸痛，唇燥口腻，胸闷呕吐，饮食少进，四肢沉重，时有恶风，小便清，大便溏，舌质淡苔薄白，脉浮紧而缓。此素体肥湿盛，湿浊阻于中焦，胃失和降，故胸闷呕恶，饮食减少；湿浊黏腻，故而发热不畅，上蒙清窍而头晕；风邪脉浮紧者，卫阳被郁，所以周身酸痛。类似风温挟湿之伏暑湿温证，但伏暑湿温多在阳明，脉多大而濡，今脉浮紧，仍在太阳，当从外解。

  方组：苏叶15 g 羌活10 g 黄芩10 g

     苍术10 g 半夏10 g 云苓15 g

     甘草6 g   陈皮10 g 薏米鲜叶60 g

  用法：煎服。

  第二日诊

  昨日进汤药一剂，今早头脑渐清，呕吐亦止，小便见多，此湿邪已利，热仍未退。周身酸痛见轻，但酸沉无力，齿垢无津，里热舌干，胸闷气短，微带干咳一两声，按脉浮而数，约六七至。此由阴液已伤，无津上承，温邪未解，未能透达，热熏肺络，肺失宣发之权，拟生津解表，清热滋阴。

  方组：铁皮石斛30 g 玄参10 g   川贝母6 g

     淡竹叶20 g 鲜石菖蒲10 g 甘草6 g

     葛根30 g   防风10 g

  用法：葛根、防风、甘草先煎，开后入余药，再煮5分钟即可，热服取汗。

  第三日诊

  诸症如失，热退头不晕，觉周身清爽，咽已不干，唯饮食无味。此湿邪伤脾，运化无力，阴亏耗气，脾胃气弱，用健脾益气之剂养之。

方组：西洋参 15 g　薏米 15 g　　莲子 30 g

山药 30 g　　芡实 15 g（炒）　甘草 6 g（炙）

云苓 10 g

用法：煎服。

连用三剂，痊愈。

总结： 此证为风温挟湿，后又温邪伤津而阴虚，虽初方解表化湿，但湿化而表未解，继则温邪伤阴，津亏咽干，虽症多，但解表为首要，故重用葛根、防风，热服出汗。余药后下，因阴亏不重，只取轻剂之故。

脾湿加风热感冒案

钱某，男，44 岁。

病人体型肥胖，于今春感冒，在家口服西药三天不效来诊。患者素来大便不爽、黏腻，腹痛肠鸣，平时睡眠偏多，近日感冒后觉头晕胸闷，身乏微热，腰背酸痛，咳痰黏不爽，左胸胁发紧，大便稀溏，腹胀下坠，舌质淡红，苔黄腻少津，脉寸浮数，二尺沉缓，左脉紧细数，右脉浮细数。此人素来脾胃湿盛，复外感风热，中气不足，脾气下陷。宜和胃祛风，标本兼治。

方组：苏叶 12 g   苍术 10 g（米泔水浸，炒）

陈皮 10 g   黄芩 10 g（酒炒）

前胡 10 g   僵蚕 12 g

薄荷 10 g（后下）   防风 10 g

炒麦芽 12 g   葛根 30 g（面煨熟）

甘草 6 g

用法：水煎服，饭后温服。

第二日诊

服药后，腹中通爽，腹胀明显见轻，腰背酸俱消失，大便今早排一次，溏黏，仍头晕微热，微咳痰白，脉寸浮数，尺关和缓，舌苔减退。病势虽减，但风邪未尽，表邪未解，脾胃湿滞，继以祛风宣肺，并调脾和胃，化湿解表为要。

方组：苏叶 12 g   菊花 10 g   葛根 20 g

连翘 12 g   蔓荆子 12 g   前胡 12 g

苍术 10 g（米泔水炒） 生甘草 6 g   羌活 6 g

生姜 3 片

用法：水煎服。

第三日诊

当夜汗出周身，身热已退，次早头晕、胸闷减，咳痰见少，饮食少进，舌苔已清，脉沉滑无力。外邪已解，应健脾运湿，培土生金。

方组：人参 10 g　　茯苓 15 g　　法半夏 6 g

化橘红 6 g　　炙甘草 5 g　　炒麦芽 12 g

焦山楂 12 g　　神曲 12 g　　薏米 10 g

石斛 15 g

用法：连用二剂，水煎服。

服后已基本不咳，食纳增加，大便正常，小便增多而愈。病人一个月后见之，自述体重有减，此方还有减肥之功。

总结：脾胃者，中焦之主，是升清、运化、传导的枢纽。若中气不足，则脾胃运化失司，而生肠鸣、便滞诸症。胸中之宗气全赖胃气养之，表卫之气亦赖胃气中之彪悍者以充，中气弱卫亦不固。今患者中虚不足，脾湿不运，而见外感，所以治法先以祛风解表为主，健运和胃为佐，外邪解后，专调肺胃而获痊愈。可见脾虚湿盛之体，必在发表药中加入健脾化湿之品。若专重发表，恐中气愈伤，而将有寒变、伤阳的可能。

风热误寒误温案

患者张氏，68 岁。

平素身体健康，今春夏之交，早晨洗头后上街送孙子上学，未及戴帽，冒点风寒，于下午忽然出现头痛，周身酸痛，发热，少汗，身不恶寒但恶热，觉手足、大腿内侧如烫，咽痛不敢咽食，在家口服西药不效。小区内有一中医，此医见咽扁桃体红肿，认为热毒客于会厌，咽痛化脓，以大剂玄参、生地、银花、连翘、马勃、甘草煎服，咽痛愈而胸闷，畏寒而恶食。病人见不效又易医，刘医以为，前医用药过于寒凉，况表证未解，遂用辛温表散为主一剂煎服，服后遂变发热肢痛，头晕，气促烦躁，耳鸣舌燥。来诊时汗出热不退，肌肤灼热，面赤如熏，若涂朱，举动气促，头昏耳鸣，口渴无津，急急躁躁，舌绛苔白，脉细而数，小便少，此阴气大伤，别无他顾，救急复脉，以保真阴，防神昏、抽厥。

　　方组：炙甘草 30 g　　　　西洋参 15 g　　　　云苓 10 g

　　　　　麦冬 15 g　　　　　鲜石斛 50 g　　　　白芍 12 g

　　　　　龟板 15 g（炒，打）　冬桑叶 15 g（后下）

　　用法：水浓煎二碗，先服一碗，保阴，第二碗于日暮时服。

　　因汗出高热不退，中午加用一剂白虎汤以清阳明。

　　方组：知母 10 g　　　　石膏 60 g（打）　　　甘草 6 g

　　用法：先煎三味，煮开 20 分钟后，入糯米一盅，再煎米熟即可，温服取汗。

　　于夜半又进白虎汤一剂。

　　第二日复诊

　　已汗出津津，热退身凉，气平神宁心静，面赤红已退，舌津生。早起小便一次，量少色赤，停白虎汤，只增阴津即可，以前方加龟板 50 g、生熟地各 15 g，服六剂。痊愈。

总结： 此病虽为风热外感，不恶寒而恶热，但汗少头痛，有太阳表证，自述冒寒，虽不知前二医诊时脉象，但敢断定脉必浮。咽痛必素有内热，现世俗认为咽痛即用清热解毒，不知表证初应散表，稍加利咽之品，然初即投重剂苦寒，使邪不得表散，而引邪内陷，内热结于胸中，心、肺、膈、胃俱为热侵，故烦热神昏，胸闷气粗，刘医以为表邪未解，又用辛温，表邪内陷，怎可再表，热已伤阴，怎可再温，故加重。治本病治时已气机错乱，阴竭欲脱，用药当随病变，才可救人命于顷刻之间，失之毫厘差之千里，为医者应慎之。故病家择医，不可不慎之于始也。

小儿风寒束肺喘促案

患者赵孩，5 岁。

冬末春初，因跟随父母到儿童乐园游玩，感冒风寒，当晚面赤身热，咳嗽呕吐，鼻流清涕，在小区诊所用西药治疗一日，不效，第二日早晨出现喘憋，喉中痰声辘辘，口唇发青。遂到大医院就诊，以憋喘性肺炎收入院治疗，输液治疗七天，已无热，仍痰喘憋闷，遂又外贴中药贴二次，不效来诊。

来时脉象浮滑，舌淡苔薄白而润，问其二便，言大便两日未行，小便微黄，然甚通利，喉中痰鸣音伴哮鸣声，自两米外即能听到。以手摸其背，并无多少汗，此仍为表邪未解，寒邪束肺，肺气不宣，以辛温解表，宣肺平喘治之，因小便黄，此内热已生，加凉药以辅之。

方剂：小青龙汤（张仲景）加减

方组：麻黄 5 g　　桂枝 5 g　　　　桔梗 3 g

清半夏 3 g　川贝母 3 g（去心）　炒杏仁 3 g

陈皮 5 g　　生白芍 5 g　　　生姜 3 片

细辛 1 g　　生石膏 15 g（研细）

用法：水煎一小碗，每次一酒盅，二小时一次，温服。

第二日诊

病儿明显见轻，饮食有加，一夜咳嗽四五次，喘憋仍存，原方继续用。

第三日诊

痰喘已轻，但咳嗽时仍喘憋。原方继续用。

第四日诊

诊时中午，病愈有半，泻二次，稀溏，原方减石膏，继续服一剂。

第五日早诊

喘憋已基本愈，一跑动时，仍有咳喘，但不喘憋。大便稀溏。此病邪已解，脾肺气虚，改苓桂术甘汤加人参一剂。

第六日诊

患儿诸症基本痊愈，又用三日，痊愈。

此方即小青龙汤加贝母化痰止咳，生石膏清肺胃热，去干姜用生姜，防其温热，去酸敛之五味子，加陈皮、桔梗理气化痰。《金匮要略》治肺账作喘，有小青龙加石膏汤，石膏之分量视其内热之盛衰而定，若其面红身热，脉象有力，重用石膏，石膏又能制麻、桂之辛。《伤寒论》小青龙汤之加减，喘者去麻黄加杏仁，今加杏仁而不去麻黄者，因用生石膏，麻黄即可不去也，对外感风寒而兼内热者最为适用。

总结： 风温之邪，首先犯肺，肺胀喘促，小儿尤多，喘憋缺氧最危险，中医儿科古称马脾风。此案断定为寒束卫表，郁久生内热，用小青龙汤加减，解表宣肺，化痰平喘，其效肯定，治上焦如雾，故服药如雾露，缓而频服，是其用药的窍门。

温邪入肺案（急性支气管肺炎）

患者吴某，男，38 岁。

冬末，三天前因干活出汗脱衣，下午起风未及时加衣，夜间起病。恶寒，发热，体温 38 ℃，咳嗽，痰多色黄，两胸胁疼痛，口干渴，鼻塞咽干，周身皮肤热，不恶寒，夜里自己以备用药口服，第二日晨，在小区内输液一次，未见好转，到县医院检查，当时体温 38.3 ℃，呼吸音粗，双肺有干啰音，胸片双肺纹理增粗。有小片状模糊阴影，白细胞 16.7×10^9/L，中性粒细胞百分比 86%，淋巴细胞百分比 21%。诊断为上呼吸道感染并发急性支气管肺炎。病人自己要求回家输液治疗，在小区内连续输液三天不效，遂来请治。

初诊

症见身热六天不退，体温38～39℃，汗少，咳嗽，胸闷痛，痰多色黄。口干苦，鼻干，厌食，小便黄少，大便干，舌苔黄腻，脉沉滑数。此已非初之表热，乃热邪蕴结，痰浊阻肺，如不急泻肺热势必成痈，治拟清热解毒，清肺化痰。

方组：竹沥60 g（兑服）　鱼腥草15 g　黄芩10 g

　　　地丁15 g　　　　　桑皮16 g　　银花15 g

　　　葶苈子6 g

用法：一剂，水煎二次，分四次温服。

第二诊

是夜服药后，吐黏痰一次，天将明时，大便一次，头干后溏，自述肛门灼热，身有津津汗出，口渴减，诸症减轻，体温降至37.8℃，使劲咳仍有胸痛，痰如故，脉沉滑数见轻。效不更方，治疗同前，又进一剂。

第三诊

诸症见轻，又原方一剂，煎服。

第四诊

病人已热退身凉，咳嗽已减一半，痰已变白减少，胸不痛，唯厌食口干，咽中时干如虫爬，一痒即咳，动则少气，汗出乏力，大便溏，小便不黄，脉虚缓。此热病耗气伤阴，肺胃阴虚之故，改方以滋阴益气，健脾补肺。

方组：党参 15 g　　沙参 10 g　　麦冬 12 g

　　　　五味子 5 g　　山药 15 g　　石斛 15 g

　　　　甘草 6 g　　　生黄芪 10 g

用法：水煎服。

第五诊

诸症消失，已不咳，口不干，周身有力，食欲有加，又进二副，痊愈。

总结：发热、痰黄、舌苔黄腻、脉数，一派热象；脉沉滑，痰浊凝阻于内，蕴而成毒，闭阻肺窍，肺失清肃，故咳而胸痛。我们平时门诊见发热、咳而胸闷痛者，有的自述不敢咳，此种病人大多有肺炎的可能，要注意，此种宜重剂以清热解毒，祛痰清肺。鱼腥草、地丁、银花三种草药，清热毒之力颇强，鱼腥草为治肺痈吐脓之要药，尤善除痰以止咳。黄芩直入肺经，清肺热，合桑皮、葶苈泻肺热走大肠。一味竹沥，清热润燥又化热痰，使邪无停留之地，速出于下，故肛门灼热、便溏无须用药而能自愈。

风温热毒传肺咳血案（大叶性肺炎）

党某，男，23 岁。

患者冬季常在外体育锻炼，三日前出汗后感冒，一直无发热，唯咳嗽咽干，口渴，流涕，今晨突然寒战，发热无汗，周身皮肤热，面色潮红，咳嗽胸痛，痰呈黄色，咽喉干渴。在乡医院检查，体温 39.8 ℃，双肺闻及少量湿啰音。白细胞 23×10^9/L，中性粒细胞百分比 96%。胸片右上、左下肺大片密度增粗阴影，边缘模糊。诊断为大叶性肺炎。遂住院治疗，两天后仍高热不退，转我院治疗。

来诊时：体温 39 ℃，身热恶风，汗出热不退，咳嗽，胸痛不敢使劲咳，痰黄中带鲜红血色，口渴喜饮，咽喉燥，咳时痛，小便黄赤，舌鲜红，苔薄黄，脉浮细数。属风温郁于卫分，热毒已犯肺阴，治拟清热解毒，宣肺化痰。

方剂：桑菊饮加减

方组：桑叶 15 g　　　　连翘 15 g　　黄连 6 g

　　　知母 10 g　　　　麦冬 10 g　　甘草 6 g

　　　生石膏 40 g（打）　川贝 10 g　　银花 15 g

　　　杏仁 6 g（炒，打）

用法：水煎，分二次温服。

第二日诊

当夜服后，一夜汗津津，夜间饮水二次，体温已退到 38 ℃。咳嗽吐痰呈铁锈色，口燥咽干减轻，苔薄黄、脉细数。周身皮肤已不灼手，守前法再进。原方继续用一剂，服法同前。

第三日诊

今早体温 37.5 ℃，咳嗽明显减少，诸症均见轻，唯咳嗽未除，咳痰中血色减少有一半，胸痛已基本痊愈，但有时胸闷，脉细数。邪热恋肺，肺阴不足，清肃失常，治拟清肺化痰，滋阴润肺。去苦寒之黄连，石膏减到 15 g，继续煎服一剂。

第四日诊

早诊体温已恢复正常，热退身凉，咳痰黄而黏稠，但已无血色。苔薄黄，脉细数。口渴减轻，咽中仍干，时痒如有虫爬。痰热未净，肺失清肃，肺阴亏虚，治宜滋阴润肺，化痰止咳。

方组：石斛 30 g　　北沙参 15 g　　桑白皮 15 g

　　　鲜芦根 30 g　陈皮 6 g（炒）　杏仁 6 g（打）

　　　麦冬 12 g　　炙甘草 6 g

用法：水煎服，一剂。

第五日诊

今早病人很高兴，自感周身爽快，食欲有加，早饭食二碗面条，口咽已无干渴，小便晨黄，上午不黄，只有时时轻咳两三声，脉不数，仍有细弱的感觉，遂以原方减去泻肺之杏仁、桑皮，带八剂出院回家静养，出院半个月后，回院复查，胸片见肺部炎症吸收好转，各项指标基本恢复正常，痊愈。

总结：本例起病虽有寒战发热，但就诊时见周身皮肤灼热，口渴咽干，且来诊时壮热，汗出热不退，口渴喜饮，痰黄、脉浮数，早期主要见症皆是热郁卫分之象，所以辨证属于"卫分未解，热郁肺经"。高热不退，咽痛口渴，此热已成热毒，急则治标，治疗以清热解毒为主，宣肺化痰为辅，其方由《伤寒论》白虎汤与桑菊饮变化而来，用白虎汤清气分之热，连翘合黄连加重清热解毒之效，虽咳血，不用止血，热清不迫血则血自止，热退之后，滋阴润肺、清肺化痰之药即相对减少，后以滋阴益气善其后而愈。

风温热陷心包案

吴女，17 岁。

风温三日，高热不退，口渴唇干，头痛昏睡，厌食口苦，在农村用西药输液治疗已三日，来诊时已高热 40 ℃，面赤汗少，周身灼热，烦躁不安，今早在家出现两次短暂惊厥，时有谵语，小便黄少，大便尚可，舌绛起刺，脉洪数。此温邪化火，由气入营，热邪内炽，内犯心包，伤津劫液，化源欲竭。以致唇焦齿垢，谵语妄言，为内陷重症，治温病，治热为要，急拟养阴救液，清热开窍。

方组：薄荷 10 g（后下）　　犀角粉 1 g（冲服）　　粉丹皮 10 g

去心麦冬 16 g　　石菖蒲 6 g　　生地 15 g

生甘草 10 g　　赤芍 6 g　　鲜竹叶 15 g

连翘 10 g　　玄参 6 g　　芦根 15 g

用法：水煎二碗，温凉，少饮频服，北京同仁堂安宫牛黄丸一粒，一日分三次用上药服下。同时西药输液治疗，配合物理降温。

用药一天，于下午 5 点左右发热减轻，神志好转，排尿一次约 200 毫升，周身微汗津津，饮米汁 100 毫升，继则仍嗜睡如故，于晚 9 点，用开水冲服犀角粉 1 g、羚羊角粉 1 g。嘱其家人一夜勤查体温，勤饮少量温水。

第二日诊

早起体温 38.5 ℃，昏睡头晕见轻，仍口渴烦躁，胸闷气短，周身乏力，稍一动即心悸，慌慌如欲仆，两腿不能站立，食稀米粥一小碗，一夜饮水约 1000 毫升，时时身有微汗，早起小便一次，此热伤神明已得缓解，虽嗜睡，但问之能答，说明神志已清，此嗜睡实为体虚，多日不食，谷不养中气之故。《伤寒论》："伤寒三日，心中悸而烦者，小建中汤主之"，此寒伤心阳，现温邪内陷心包，口渴烦躁，心悸气短，与热伤心阴虽异病而同理，稍改二方，因热邪未完全清解，仍以治热为要。

方组：薄荷 12 g　　连翘 10 g　　石膏 30 g

　　　　生地 15 g　　麦冬 12 g　　甘草 6 g

　　　　鲜芦根 30 g　竹叶 16 g　　葛根 15 g

用法：水煎开后下糯米一捏，以养胃气，糯米熟汤即可。温凉，服安宫牛黄丸如前，仍以少量频服为要，继续西药输液，晚睡前仍用开水带服犀角粉 1 g、羚羊角粉 1 g。

第三日诊

症仍如前，但热势已明显减轻，早起大便排一点干粒，又食稀粥一小碗，嗜睡见轻，已坐卧睁眼，唯说话无力。动则心悸气短，不愿下床走动，时时汗出，口渴明显减轻，效不更方，原方继用一剂。

第四日诊

病人已热退身凉，神清头爽，不烦不躁，饮食有进，一夜小便二次，今早大便数块，干如羊屎，唯心悸气短，胸闷，四肢无力，手心皮肤干，时有小腿抽筋一下，一会儿又好。其一，此为热久耗气伤阴，心阴已亏；其二，多日饮食不足，中气不能得谷气滋养，故筋脉不柔，温热退后即得养阴。

方组：西洋参 10 g 麦冬 15 g 炙甘草 6 g

   五味子 6 g 云苓 6 g 黄柏 6 g

   阿胶 15 g（冲服） 龟板 10 g（炒）

用法：每日一剂，水煎服。

连用五剂，诸症痊愈。

总结：本病是温热病中，最易出现的一种情况。临床遇见，总记一条，治温病治热为先为要，清热开窍为急，其次慢慢可调。以多年临床经验来看，急重症，需大剂药，但要缓而频服，不可大剂顿服。治本病，安宫牛黄丸一定用北京同仁堂的，犀角、羚羊角一定亲见为真的，方能救人之命。

湿温入少阳案

韩某，58岁，男。

于秋初发病，头晕呕恶，周身酸懒，发热四日来诊。四日以来腹胀纳差，右胁下隐痛，呕恶不思食，不知饥，厌油腻，口苦，口渴不欲饮，巩膜无黄染，面色微黄，脉弦滑数，舌质红，苔微黄腻。下肢股内、外廉时有酸胀，睡眠多，大便不成形，每日二三次，小便黄少。一个月前曾在某医院检查，发现肝大，血清谷丙转氨酶较高（270 U/L），昨日复查为680 U/L（该院正常范围在100 U/L以下）。在家初认为感冒，用西药治疗不效来诊。

此为素来脾胃失调，又遇湿温为病，湿聚热郁，阻于少阳，以致肝失疏泄，三焦不和，治宜调脾胃，清湿热，疏利三焦。

方组：柴胡15 g   茵陈15 g   茯苓12 g

猪苓12 g   滑石10 g   焦栀子10 g

大黄10 g（酒炒）   通草8 g   车前子12 g（炒）

厚朴6 g   炒枳实6 g   郁金6 g

炒麦芽12 g

用法：六剂，一日一剂。水煎二次，分温服。

第七日诊

服药后，口苦及腹胀见轻，体温于三日后已正常，六日后基本不呕恶，食欲好转，小便仍色黄，大便每日二次，已成形。脉转弦缓，舌质红稍退，苔见薄。经县院进一步检查（胆囊炎、肝大已消失，谷丙转氨酶已降至 85 U/L），诊断为急性无黄疸性传染性肝炎。仍宜清肝利胆、调和脾胃，原方去大黄、枳实、郁金，加广陈皮 10 g、竹茹 6 g、法半夏 6 g，并改焦栀子为 6 g。又六剂，一日一剂。

第十二日诊

服药后病情稳定，食欲增强而知饥，口苦腻消失，二便正常。血清谷丙转氨酶近来检查为 60 U/L，脉缓。舌质正常，腻苔见退。宜继续调肝和脾，湿热已清，故减去清利湿热之药。

方组：人参 10 g　　　茯苓 12 g　　　炒白术 15 g

　　　泽泻 12 g　　　猪苓 12 g　　　茵陈 15 g

　　　炒板蓝根 6 g　滑石 6 g　　　薏苡仁 10 g

　　　扁豆 10 g　　　麦芽 12 g（炒）

用法：又六剂，一日一剂。

第十八日诊

服药后，饮食、二便皆恢复正常，已无口苦及腹胀，稍有疲乏感，近来谷丙转氨酶为 30 U/L，脉缓有力，左关弦数已无，舌质正常，苔已退净。以后检查一切正常，遂停药，以饮食调理而恢复健康。

此例西医诊断为胆囊炎、急性无黄疸性传染性肝炎。中医诊断为湿热病，属脾胃失调，湿聚热郁。因之肝胆疏泄失职，而三焦不利，已成疸病。治以调理脾胃，清疏肝胆，分利三焦，除湿清热之法，而症状渐次好转，转氨酶显著下降，继以调和脾胃而善其后。由此观察，深知辨证论治确有一定的原则，用药亦有一定的规律。本例以脾胃失调为重点，始终以调脾胃、疏肝胆、利三焦、清湿热法治之，而收到满意的效果。初方以茵陈栀子大黄汤为主加减，《金匮要略》的茵陈栀子大黄汤，为仲景治发黄之证的主方，现今被诸医家广泛用于治疗西医的胆囊炎、黄疸性肝炎、无黄疸性肝炎、胆囊结石炎症等，均取得较好的效果。

近年来用此方加减治疗肝癌、胆囊癌及肝硬化腹水亦有明显效果，特别配合利水消肿，消癥化瘀之缓泻药物，对于减少腹水、降低体温作用显著。但对小儿，特别是新生儿黄疸，用本方加减时，一要注意大黄剂量，二要少饮频服为妥。

风热咳血案

患者，孙某，36 岁。

医界同仁，从事西医工作。今年春节之后感冒，发热，咳嗽，胸痛不敢使劲咳，吐黄痰，咽干，用西药三日，病症稍轻，又因赴宴，抽烟喝酒，过食辛辣，于第二日晨，胸痛咳血数口，遂拍片发现支气管扩张，发热 39 ℃，输液治疗。第二天仍发热咳血，经人介绍来诊。病人面赤，咽干，口干渴，舌淡苔薄黄，脉浮数，右寸浮大。

因风热伤表，肺失清肃而咳嗽，风从热化，肺络乃伤。肺为华盖，其位最高，主一身气机，同里达外最有直接关系，六淫之邪，易于感触，故伤于风者，上先受之。风舍于肺则咳，若能节饮食、慎起居，风散则咳自已。妄食辛辣，热邪灼肺，风热郁于肺络，久而酿为热毒，气道为之所壅，则咳而胸痛，热灼络伤，则痰中夹血，如血不得出，则肺痈因此生，出血乃排热毒之兆，不至热毒攻内脏，此亦善也。

治则：辛凉宣肺，清热凉营，轻清透达

方剂：麻杏石甘汤加减

方组：麻黄 10 g（蜜炙）　　石膏 30 g（打）

　　　甘草 10 g　　　　　　杏仁 6 g（炒，打）

　　　丹皮 10 g　　　　　　黄芩 6 g

　　　桔梗 10 g　　　　　　生地炭 15 g

　　　犀角粉 1 g（冲服）

用法：水煎服。输液继续。

第二日诊

诸症轻，体温已到 38 ℃，咳血轻，但仍胸痛，不敢使劲咳，口渴见轻。原方继用，又进二剂。

第四日诊

热退身凉，诸症已愈，唯咳，痰中带有少量血，胸已不痛，此表邪已解，肺阴虚伤络。

方剂： 沙参麦冬汤加减

方组： 沙参15 g　　麦冬12 g　　玉竹15 g

桑叶15 g　　甘草6 g　　花粉10 g

白及6 g　　玄参15 g

用法： 煎服。

又六剂痊愈。

总结： 本病为风热袭击卫表，本辛凉解表即可痊愈，怎奈病人不忌口，而表里合病，热灼肺伤，故而有此重症。人人以为中医忌口，实不知西医亦忌口，初方不能用白及是治此病关键，多人认为咳血当用白及，但白及黏腻，表证未解者万不可用之过早。

风热感冒时毒案

患者，李氏，43岁。

冬季患流行性感冒，头痛发热，周身酸痛，面赤唇干，咽喉干痛，在家口服西药不效。到乡医院输液治疗三日，仍发热头痛。当天下午又食辣子鸡一次，次早晨起，咽干痛，左侧内耳痛，眼干痛，左侧头皮红肿疼痛，轻轻用手一摸，头皮如火烧。来诊时仍发热，颜面红赤，二目发红，口干渴，小便黄，三日未大便。舌质绛，苔干黄，脉浮数有力。

风热感冒，又饮食辛辣，并发风温时毒，误服辛热，致头面赤肿，口大渴，溲赤而短，大便闭，舌红绛，两脉洪数有力，已成阳明与少阳热盛之候。

治则：清热解毒，泻热通便

方剂：普济消毒饮加减

方组：黄芩 10 g　　　　黄连 10 g　　生川军 10 g

元明粉 6 g（冲服）　生甘草 12 g　银花 16 g

枳壳 10 g　　　　　桔梗 10 g　　板蓝根 15 g

玄参 12 g

用法：水煎服，一剂。

第二日诊

服一剂，当夜大便二次，色黑而坚，后稍溏，热势有所缓解，原方继续用一剂。

第三日诊

体温已降至 38 ℃左右，头、耳、眼、咽痛均见轻，原方继续用。

第四日诊

今早体温 37.5 ℃，病已愈三分之一，大便一日夜泻下四次，诸症见轻，腑结已通，去硝、黄，他药继续用一剂。

第五日诊

体温已恢复正常，咽、耳、眼、头已不太痛，头皮已不红，但口仍渴，此热邪伤阴，去苦燥之芩、连，加麦冬 15 g、生地 30 g，一剂。

第六日诊

诸症已基本痊愈，又进四剂，痊愈。

风热感冒案（上呼吸道感染）

郑孩，男，8 岁。

上午在校户外游戏时脱衣，汗出冒风，活动后未及时穿衣，当日下午觉全身不适，畏寒，继则寒战高热，无汗，头痛，呕吐两次，非喷射性，稍有咳嗽。在附近诊所肌注解热药与口服西药，第二日到镇医院就诊，高热头痛依然，呕吐一次，体温 39.8 ℃，咽部充血，扁桃体Ⅱ度肿大，有白色脓样分泌物，病理性神经反射（－），胸片未见异常，白细胞 18.6×10^9/L，中性粒细胞百分比 90%，淋巴细胞百分比 15%，脑电图正常，遂在镇医院输液治疗，两日不效来诊。症见面色红，白睛有红丝，唇干鼻燥，高热不退，闭目嗜睡，恶声而烦，时咳而呕，似咽痛不敢咳，不敢咽饭，咳声嘶哑，看咽扁桃体已化脓，舌鲜红，苔薄黄，脉浮滑数。此风热外感，平素多食肉炙之品，肺胃素有积热，与外感风热相合，攻注咽喉，治拟解表清热，解毒利咽。

方组：桑叶 15 g　　沙参 12 g　　　　玄参 15 g

甘草 6 g　　薄荷 10 g（后下）　连翘 10 g

麦冬 20 g

用法：水煎一大碗，约 1000 毫升，每次服 30 毫升，少饮频服，至下午 5 点服尽。

此方桑叶、连翘、薄荷辛凉解表，连翘合玄参清热解毒，沙参、麦冬、甘草滋阴泻火，沙参合玄参利咽消肿，为治火热伤肺之热咳主药，诸药相合，使表邪得解，里热得清。

第二日诊

今早来诊，家人述昨日服药后，入晚微汗出，头痛、咳嗽见轻，今晨体温降至 38.2 ℃。唯咽痛不能食，小孩饥饿哭闹，症见咽部化脓减少，汗出表解，脉已不浮，唯数不减，口仍干渴欲饮。此症已减，原方继续用一剂，仍如上，考虑热毒攻喉太甚，又用犀角磨汁一酒盅，时时含几滴，慢慢咽下。

第三日早晨诊

面色不赤，白睛已不红，唇干、口渴已愈一半，体温 37.8 ℃，唯头微痛，咽痛，时干咳，今晨已能食稀粥半碗，因前几日饮食少，已有五日未大便，病已减轻，原方继续用一剂，如前法。

第四日诊

家人大喜，告知昨夜孩子饥饿，食面条一小碗，天明时饮水约一杯，早晨睡到 9 点方起床，已热退身凉，头不痛，口不渴，可下地玩耍，看咽中白色脓性分泌物已很少，但仍咽干微痛，干咳痰少，喉中痒，小便黄少，大便一次，头干后溏。此热毒已解，肺胃阴亏，当滋阴益气，停前方，改下方。

方组：沙参 12 g　　　　　麦冬 10 g

　　　甘草 6 g　　　　　　小川贝 5 g（打）

　　　桔梗 10 g　　　　　　薄荷 12 g（后下）

　　　鲜竹沥二酒盅（兑服）

用法：水煎，分温频服，一剂。

第五日诊

病儿诸症基本痊愈，又进一副收功。病儿家长又检查血常规一次，白细胞总数及分类均恢复常，胸片示无异常。

总结： 病儿早期高热、头痛、咳嗽、扁桃体红肿，证属外感风热，治当辛凉解表，疏风清热为主，但因用西药，二三日后出现咽喉扁桃体化脓，又因素有肠胃积热，与风热相合，热毒攻注于咽喉，头痛呕吐也是热邪上攻之故，表里相合，里重于表，此时发热不宜过多使用发解之药。故以桑叶、薄荷、连翘轻清发散之，多用沙参、玄参、麦冬、甘草甘寒滋润之品，使里外俱清。二诊见小儿因咽喉痛不敢咽食，故急加犀牛角磨汁，含服，使药力直达咽部，诸药之中，唯犀角解火毒最为神效，故二日后，咽痛化脓得以控制。此时热毒已解，表里均清，唯肺胃阴亏，燥热传肺，干咳喉痒，又用沙参麦冬汤加减而全，鲜竹沥降热痰，解喉痛，润心肺，也是一味特效药，唯婴儿用时可致泄泻。

少阳湿温腑证案

李氏，65岁。

暑末感湿温，症见发热，头痛，头重如裹，周身酸乏，特别是双腿酸而无力，呕恶厌食，肤色如熏，白睛明显黄染，大便溏，小便如浓茶，量少，时腹胀。起初发热时，认为感冒，在本村诊所用西药治疗两天不效，第三天来本院检查，确诊为急性传染性黄疸性肝炎，中医诊为黄疸病，湿热熏蒸胆腑，少阳经不利。

治则：清热利湿

方剂：茵陈栀子大黄汤加减

方组：茵陈20g　　栀子10g　　大黄10g

　　　柴胡10g　　枳壳10g　　厚朴12g

　　　藿香12g　　云苓12g

用法：水煎温服，一日二次，停用西药。忌食辛辣、油腻之品。

第二日诊

症状明显见轻，原方继续用一剂。

第三日诊

热已减，体温37.5℃左右，呕恶、头痛已愈一半，继续用一剂。

第四日诊

已基本无热，大小便恢复正常，黄染明显减轻，唯腹胀厌食，乏力未愈。热邪得解，湿邪伤脾，当健脾助运。

方剂：四君子汤加减

方组：党参 15 g   云苓 15 g   甘草 6 g

       苍术 10 g   藿香 10 g   茵陈 10 g

       炒麦芽 12 g   炒神曲 12 g   炒山楂 12 g

用法：水煎服。

第五日诊

自述胸腹舒畅，饮食已知香甜，面色转为正常，不乏有力。原方继续又进三副收功，检查肝功等均已恢复正常，停药回家，嘱再忌口百日，痊愈。

总结：黄疸是中医学中一个独立病证，现代医学视其为疾病的体征之一，但二者都是指身目发黄，小便短赤一类的疾患。

仲景《金匮要略》多认为太阳病，表邪未解误下，邪热入里，或表邪已解，邪热入里，小便不利，邪不得泄，而产生发黄证；《诸病源候论》区分二十八候；《圣济总录》又分为五疸、三十六黄；直到元、明以后，分为阴黄、阳黄两大类，比较切合实际，便于临床掌握。

一、阳黄

本证热多于湿，发热者居多，黄色鲜明，脉多滑数。

初如感冒，发热头痛，2～5天后脾胃症状明显，恶心呕吐，腹胀便溏，舌苔白而厚腻，脉见滑缓。

中期热重于湿，开始加重，多见发热明显，口干苦，目眩呕恶，心烦，尿黄赤，纳少倦怠，苔黄腻而脉滑数，此时湿温之邪已入少阳，时寒热往来，热退复起，湿热熏蒸胆腑。

后期脾胃虚弱，受湿热困扰，运化不健，多厌食乏力，见肝之病，知肝传脾，肝胆受邪，脾必受侵，影响脾的健运功能；湿热交结，犯于中州，势必枢机不利，上下不通；故湿温一证，中州受困常是主要表现，多有头晕、头痛、心烦懊恼、呕吐腹胀。偏于热者头痛较甚，渴而思冷饮，身发热。偏于湿者头昏如裹，身重嗜卧，口干不欲饮。治宜清热化湿，清肝利胆，佐以和中。

二、阴黄

黄疸一证，阳黄居多，阴黄大多从阳黄转化而来，湿邪久必伤阳，湿从寒化，寒湿凝滞则发为阴黄。阴黄暗晦无泽，四肢不温，苔多薄白而滑，舌质暗淡，脉沉或缓。治阴黄比阳黄难，因此时病已久，阳气已虚。

风热传肺至肺痈案

孙氏，56岁。

今冬无雨雪，天气干旱。患者平素身体健康，在冷藏库中工作，经常干活出汗后又进库中搬运货物，春节期间，繁忙劳累，有两三次感冒，均口服西药而愈。近日感冒，早期有口干、流涕，少许咳嗽，没引起注意，只口服一些西药，继续干活。两天后下午突然加重，见高热头痛，不恶寒但恶热，喜凉饮，周身燥热，咽干咳嗽，暴咳不停，每隔两小时一阵，有时咳重胸痛，咳不还气而憋晕两次，遂在本村输液治疗一天。

第二天早晨症状不见改善，到大医院住院治疗，症见发热胸痛、咳嗽、痰黄色时带浓痰一块，胸痛，于咳嗽及呼吸时疼痛明显。入院检查：体温39℃。语颤增强，双肺湿啰音，白细胞 $19 \times 10^9/L$，中性粒细胞百分比87%，胸片示双肺有片状模糊阴影，似有空腔影，左上、右下肺大片浸润阴影，内有空洞并有液平线存在，印象为"肺脓肿"。痰培养暂未出结果。诊断为肺脓肿，化脓性肺炎。住院治疗三天后，仍发热，咳嗽、胸闷痛，吐痰有腥气，住院医师建议中医会诊，熟人介绍遂来请诊。

症见咳嗽剧烈，痰脓黄色，咳则胸痛，面赤红有汗出，高热，汗出热不退，饮食不振，二便秘涩，咽喉肿，扁桃体肿大，有脓性分泌物。舌质绛红，苔薄黄，脉沉滑数。此外感风温时邪，表证已不存，热邪入里壅结于肺，治拟清泻肺热，解毒化痰。

方组：生桑皮 15 g　　地骨皮 12 g　　　生苡米 12 g

连翘 15 g　　　全瓜蒌半个（打）　贝母 10 g

石膏 50 g　　　赤芍 12 g　　　　银花 30 g

桔梗 12 g　　　鲜芦根一大把

用法：一剂，水煎二次，分四次温服下。

第二日诊

体温 38.5 ℃，咳嗽胸痛，吐痰黄似脓而腥臭，胸闷微喘，口干欲饮，今夜暴咳时痰中见鲜血一点。舌质绛，苔黄腻，脉滑数。此风温热毒壅肺成痈，拟清热解毒，化痰排脓。

方剂：千金苇茎汤加减

方组：金银花 30 g　　鲜芦根 30 g　　冬瓜子 10 g（打）

生苡仁 15 g　　桃仁 6 g　　　黄芩 10 g

黄连 6 g　　　鱼腥草 15 g　　桑皮 15 g

生甘草 6 g

第三日诊

身热渐退，今晨体温 38.5 ℃。咳嗽胸痛，咳吐黄痰腥臭，身有津津汗出，口干欲饮，咽干痛稍轻。舌苔黄腻，脉滑数。原方继续用一剂。

第四日诊

今早体温已降至 37.8 ℃左右，胸痛见轻，其他如故，热毒未完全解除，原方继续用一剂。

第五日诊

病人已热退身凉，早起食面条一碗，鸡蛋一个，口渴见轻，唯咳嗽，吐脓痰，色黄而有腥气，口咽干燥。热邪已清，当润肺止咳，清肺化痰。

方组：竹茹 15 g 金银花 15 g 桔梗 12 g

   冬瓜子 10 g（打） 麦冬 15 g 鱼腥草 15 g

   川贝 10 g   生苡仁 12 g 生甘草 6 g

   杏仁 5 g（炒，打） 鲜芦根一大把

用法：水煎服，一剂。

第六日诊

痰量减少，色白，已无腥臭。咳嗽减少一半，夜间咳嗽多，咽喉干渴已解，原方继续用三剂。

第七日早诊

诸症基本消失，每日吐浊痰数口，周身乏力，手心干热。此气阴两虚，余邪未尽。

方组：沙参 15 g 生黄芪 15 g 党参 10 g

   麦冬 15 g 生苡仁 10 g 鱼腥草 10 g

   桔梗 6 g   甘草 6 g

带十剂回家缓养，服完药后回院复诊，查肺部炎症吸收良好，诸症基本痊愈，嘱其回家每日用鲜芦根、薏米煎水服一个月以善后。

本例肺病中医称"肺痈"，肺痈的主要症候为咳嗽胸满，吐脓痰腥臭。病日平素体健，主要是反复多次风热感冒，又劳生内热，数次寒郁，致使正气虚而邪气实，内热郁久蕴积于肺，至生肺部痈邪，治肺部无论咳嗽、哮喘、肺痈，只要早期脉浮者，必先解表，不可早用清泻，脉沉者必用清泻，如此方能用药准确。

风热感冒热入大肠壅滞成痈案

卓某，37 岁。

患者平素嗜食辛辣，近日因晚间饮酒燥热，睡卧未盖衣被感冒，早起后觉头痛，发热 39 ℃，面赤口干，咽喉干痛，周身燥热，不恶寒，汗出肌灼，腹满烦热，小便黄，大便干。初在本村用肌内注射西药治疗两天不效，后到乡医院输液治疗两天，下午热有所缓解，自觉口干舌燥，一下午吃雪糕三块，西瓜半个，饮凉水数杯。是夜 11 点左右，忽腹痛剧烈，呕吐，但不泻，夜间回乡医院，认为食物中毒，输液至天亮，腹痛不减，发热不退，又转到大医院急诊。经确诊为急性阑尾炎，因已有化脓征象，医师主张保守治疗，暂不适合手术，故转我院要求中西医结合治疗。

来诊时，高热，满腹痛，但无板状腹，右下腹压痛、反跳痛明显，来诊时在诊室连续呕吐两次，一直未大便，舌质绛，苔黄腻，脉沉滑数。此风热感冒，热传大肠，又被冷饮所郁，壅滞为痛，治则清热解毒，泻火导滞。

阑尾炎即肠痈。"肠痈之为病，其身甲错，腹皮急（《金匮要略》）。""皆湿热，瘀血流入小肠而成也。又由来有三：一、男子暴急奔走，以致肠胃传送不能舒利，败血浊气壅遏而成者一也；二、妇人产后，体虚多卧，未经起坐，又或坐草艰难，用力太过，育后失逐败瘀，以致败血停积，肠胃结滞而成者二也；三、饥饱劳伤，担负重物，致伤肠胃，又或醉饱、房劳过伤精力，或生冷并进以致气血乖违，湿动痰生，多致肠胃痞塞，运化不通，气血凝滞而成者三也。总之，初起外症发热恶寒，脉芤而数，皮毛错纵，腹急渐肿，按之急痛，大便坠重，小便涩滞若淋甚者，脐突腹胀，转侧水声，此等并见则内痈已成也。"

此病现代医学禁用泻药，认为泻药可并发阑尾穿孔，而中医多用下法，一般分脓未成阶段、脓成阶段。从此两阶段辨治，据我经验，无论脓成或脓未成，只要有腹满按痛的实象，即通用下法，未有不效者。

方剂：大黄牡丹汤加减

方组：大黄 12 g　　　　银花 30 g　桃仁 15 g

　　　粉丹皮 15 g　　　蒲公英 15 g　冬瓜子 30 g（打）

　　　玄明粉 9 g（冲服）

用法：水煎服，每日一剂，煎二次，分温缓服。同时配合西药输液治疗。

第二日诊

昨夜腹痛、泄泻三次，粪异臭如败卵，带有脓血，每泻一次，自感腹中即舒畅一点，今早热势已轻，但腹仍痛，原方继续用一剂。

第三日早诊

病已明显见好，早起饮米粥一小碗，大便一夜二次，早一次，仍带脓血，但量已少，原方继续用。

第四日诊

早起后，体温已恢复正常，仍腹痛，泻三次，已无脓血，唯溏，粪色转黄，滞已消，去硝、黄，加红藤 10 g、薏米 12 g、败酱草 15 g，煎服。

第五日诊

诸症基本消失，唯右下腹仍有压痛，原方继续用五天。

第十日诊

右下腹按压不痛，饮食恢复，诸症痊愈，出院回家，嘱其少食辛辣。回家后，每日煮食赤小豆一碗，以善后。

本方以大黄、丹皮清泻实热；桃仁逐瘀；冬瓜子破腹内结聚，为肠胃内壅之要药；玄明粉泻热散结；又有蒲公英、银花清热解毒。此方治急性、慢性阑尾炎疗效极佳，许多时候，无须加减。如遇麦氏点压痛明显，少腹剧痛，属化脓性者，可加红藤、薏苡仁、败酱草各 15 g，消肿排脓。服本方必须泻下，所泻之物如脓血或如黏液，如服药五六小时后仍不见泻，可再服一剂，如已泻下，可减硝、黄再服之。服本药有一特点，初服必须空腹服药，待大便通泻二三次后，方可稍食稀粥补之，大便下脓血尽时，即停泻下药，以防过泻伤气。

热毒归心肺案

刘孩，男，5 岁。

时值冬季，冬温高发，因在河边受风寒，当晚发病，发热 39 ℃，口渴不欲饮，面红唇干，咳嗽恶寒，少许汗，苔白，脉浮数。当晚在家用西药不效，第二日一早到附近卫生室肌注解热药，早一次，晚一次，早起后仍高热不退。到乡镇医院就诊，中医科大夫认为，此为风热上受初期，稍带寒邪束表。

治则：疏风解表，清热宣肺

方剂：银翘散加减

方组：荆芥 6 g　　豆豉 6 g　　牛蒡子 10 g（炒，打）

银花 10 g　　连翘 10 g　　葛根 20 g

薄荷 10 g　　甘草 8 g　　鲜芦根 40 g

用法：水煎，开后 10 分钟即可，不可久煎，取其轻清发散。温服，一定要取汗，每次服 15 毫升，40 分钟服一次。

至当夜，症状稍轻，第三日早来诊，体温仍 38.5 ℃，有时会忽然高于39 ℃，汗不多，诸症未减，来诊时小儿口渴明显，咳嗽加重，微带喘闷，此热邪明显入肺经，肺气闭郁不宣，胸片示双肺纹理增粗，血常规见白细胞正常，淋巴细胞稍高。急改方清泻肺热，宣肺平喘，同时又请西医配合输液、吸雾等对症治疗。

方剂：麻杏石甘汤加减

方组：麻黄4 g   杏仁4 g（炒，打）   生石膏30 g（打）

      甘草3 g   银花16 g   小川贝6 g

      生桑皮10 g

用法：水煎服，如前法服。

邪已入里，发热喘咳，口渴，烦躁，舌红，苔微黄，脉浮数，证属表寒里热，治须辛凉宣泄，清肺平喘，表里两解，用此方最宜。如果病症偏于痰多，可加橘红6 g；偏于阴伤，口渴甚，加玉竹、麦冬各6 g。如果正气已虚，少气乏力，可加西洋参10 g；嗜睡神志不甚清楚，加菖蒲5 g；出现抽搐，同上述，加钩藤、蝉衣等；大便溏加生白术6 g。

麻杏石甘汤为治肺炎第一方，无论风寒、风热闭肺之咳喘，只加减剂量，加以佐引，均很有效。但对本病不是很有效，该患儿配合中药输液一天，当晚仍高热不退。

第四日

仍中药配合输液治疗一天，是夜，患儿咳喘加重，心悸，汗多肢凉，于夜间转市医院治疗，医院查血基本正常，但双肺遍布斑片状阴影，诊断为化脓性肺炎、心肌炎，留住院。共住院15天，后症状基本控制，精神状况良好，咳喘已愈三分有二，唯饮食差，每日下午发热38 ℃左右，不再升高，夜间12点左右体温又自动降至正常，病人遂出院回家，西药已停，来要求中药调理。症见面色不泽，乏力，厌食，小便黄，大便干，舌淡，苔黄微干，脉细数。每午后热，此肺胃阴虚，当用滋养。

方组：沙参15 g　　党参10 g　　甘草6 g

　　　　麦冬10 g　　银柴胡10 g

用法：水煎服。

连用一周，于第三日下午热愈，一周后诸症方平。

本病中医早期辨属外感风热，邪伤肺卫，肺为娇脏，不耐寒热，六淫侵袭，影响到肺，导致本病。本病不但有风热闭、风寒闭之不同，而且同一病人在病程中不同阶段辨证亦有区别，需辨表里、虚实、寒热。肺与心同在上焦，病邪在肺，顺传大肠，也可逆传心包，故西医讲心衰、呼吸衰竭等危症。

总的治法是要察其病机，表证未解当先解表，里证未解当从里解；风邪在表宜疏散，温邪在表宜凉解。热邪入里，宜清之透之；表里同病要表里双解，热者寒之，寒者热之，总不离其大法。

初期本病多在表。邪气虽盛，但一般正气尚旺，治疗宜以解表祛邪为主，寒邪束肺用辛散温开，热邪郁肺用辛凉透邪之品。用药时注意反佐，虽热邪盛但寒凉药不能过多，少加温药以佐；虽寒邪盛，不可过用温散，少加寒凉以佐之，此过寒伤阳，过热伤阴之理。表邪一散，邪不入里，肺气调达，病易愈。治疗往往早期是最重要的，碗水可救初火，大桶不能救燃屋。此虽中医辨证明确，用药准确，但热毒太盛，未料发病之速，转变之快，当今环境，重症急症仍以西医为要，中西医结合，方保完全。

风温热结阳明案

患者，梁氏，65 岁。

乡间务农。秋初，干农活一晌午，在田间午饭后，因太热，到抗旱池中洗澡，复在树荫乘凉睡卧，遂得风温病。睡醒后觉头痛，周身紧束，下午回家开始发热，39 ℃，周身酸痛，身灼口干，恶热不恶寒，少许汗，少许咳。在本村医疗室用西药输液及口服西药，热退复起，反复三日，后出现持续高热，呕恶，呕吐频繁，头痛，满腹胀痛，四日未大便，厌食，小便黄少，口干渴，嗜睡，恶听噪声，烦躁不安，村医又认为有脑炎症状，遂用甘露醇等药治疗，二日不效，其人仍高热呕吐，头痛如裂，满腹胀痛。

来诊时仍有以上诸症，齿干，虽时有蒸蒸自汗，但身灼高热不减，满腹胀痛，问之已一周未大便，舌绛，苔干黄，脉沉数而有力。此风热已入阳明，因病人为重体力劳动者，饭量大，往往出汗多，饮水少，平时即大便干燥，今又遇阳明热邪，必与燥粪相结，热结阳明，必热气上蒸清窍而头痛，熏蒸胃腑则呕不能食。《伤寒论》条文："太阳病三日，发汗不解，蒸蒸发热者属胃也"，今大热大渴，阳明经证仍在，又加满腹胀痛，不大便之阳明腑实证，综合处方。

方组：生石膏100 g（打，先煎）　知母10 g

　　　党参30 g　　　　　　　　粳米一盅

　　　甘草10 g　　　　　　　　大黄10 g（打碎）

用法：前药煎汤一大碗，倒出药汤趁热，放入大黄浸10分钟，多次小口频饮温服。

约两小时服尽，约一小时后出现腹痛下坠，肠中每蠕动一下即痛，一阵一阵，痛得一身汗，嘱病人莫怕，此是肠中行动，属正常现象。至下午，少解硬粪几粒，因年龄偏大，未再用泻下之剂，此时热已稍轻，下午考虑多日热蒸，阴津大亏，增液行舟，又用滋阴方一剂。

方组：沙参12 g　　玄参12 g　　玉竹20 g

　　　麦冬15 g　　甘草6 g　　薄荷12 g

用法：煎服一碗，仍是少饮频服。

是夜，症状未加重，他症如前，唯心烦见少，体温38 ℃

左右。

第二日诊

一夜安睡，早起饮米汁一杯，症比之前见轻，又用前方一剂泻之，服药约两小时后腹痛，通下大量大便，状如羊屎，觉周身汗出，下后腹痛胀均减轻一半，唯少气不支，短气无力，走路需人扶，觉饥，食米粥一小碗，睡卧，此时热已减半，下午又用养阴益气方。

方组：西洋参 12 g　　石膏 20 g　　　　玉竹 30 g

　　　甘草 6 g　　　薄荷 12 g（后下）糯米一把

用法：煎前药，开后下米，米熟即可，温服一碗。

是夜安睡，热退身凉，诸症痊愈。第二日晨，自己起床洗脸，饮食如故，小便一次，大便一点儿但不干，腹有饥感，但嘱少量饮食不可饱食，又原方减石膏，加麦冬 10 g，一剂痊愈。

总结：本病为风温入于阳明，阳明热结，虽头痛，实为热邪内熏，非太阳表证之头痛，但年龄大，用药需注意，故以白虎汤为主，只浸大黄后取微泻之力，早泻晚补，方不至误。

风热挟疹发痉案

患儿 2 岁。

初春在外玩耍，因脱衣汗出而感冒，下午 3 点左右，突然发热，体温 38 ℃，口干流涕，咳嗽，眼泪汪汪，呕吐。当晚在家口服西药治疗，一夜发热不退。第二日早到乡医院，查血常规正常，遂按感冒治疗，西药治疗一天，不效，当夜体温 39 ℃，口服退热药，物理降温。天亮后到医院输液治疗，上午 10 点输液完毕，至下午 5 点，一直高热，体温 39.5 ℃左右，口服退热药不退，忽然二目上视，唇青牙紧，角弓反张。急回医院抢救，半小时后患儿恢复，神志清晰，但一直高热不退，在监护室观察一夜后，转普通病房，输液治疗两天，用一次退热药，体温降到 38 ℃，两小时后又升到 39 ℃。病人遂转我院，要求中医治疗。

来时患儿高热面赤，干咳，时咳而呕吐，眼泪汪汪，无汗，唇干裂，口渴，时时喝水，精神尚可，舌质绛，苔干黄，指纹沉紫红，到气关，鼻头凉，耳后红丝明显，小便黄，已多日未大便。

时值春令阳升，风热袭表，一直无汗，不得解表，久热郁于表，外风引动内风，遂发痉而状如惊痫。初起风热束表，肺热而咳微喘，因未及时解表，至表热不得宣泄，传于里，与里热合而动风。涕泪交流，鼻头凉，耳后有红丝出现，正如钱乙所讲，显系出疹之象，虽无疹点，但可能为用过多退热药，而至疹发迟缓。面赤、指纹沉紫红为疹毒内郁。热盛生风，即仲景所谓状如惊痫，时时瘈疭是也，世俗通称急惊。但此惊为有疹毒不得外发，而热极生风，口干唇裂为热盛伤阴也。

治则：清热解毒，解肌透疹

方剂：宣毒发表汤加减

方组：升麻6g　　　　葛根10g　　　　银花15g

连翘10g　　　　桔梗5g　　　　荆芥穗3g

紫背浮萍5g　　　薄荷10g　　　　钩藤10g

僵蚕6g　　　　　生甘草3g

用法：水煎服。每服5毫升，40分钟一次，温服。

第二日诊

前方用一天，至夜间8点患儿熟睡，早起遍身已现少量红点，周身少许汗津，体温38.5℃，前方减去芥穗、钩藤，继续服用一天。

第三日诊

遍体疹点甚密，高热渐退，已37.8℃。唯咳嗽口干，大便未通。此系热邪伤阴所致。再当养阴清肺，滋润肺胃。

方组：沙参10g　　　麦冬10g　　　石斛10g

川贝母3g　　　薄荷6g　　　　桔梗5g

生甘草5g

用法：水煎服，如前法。

第四日诊

疹色鲜红，体温正常，口渴、咳嗽均见轻，大便一次，干结，夜间哭闹，原方继续用一天。

第五日早诊

患儿疹色发暗，渐消退，已不哭闹，饮食有进，原方去沙参，加党参10 g，用两天，痊愈。

总结：风温发痉多由于外风引动内风，热盛风动发痉，状如惊痫，为风热病人，特别是小儿病势之常也。此案微有不同，是疹毒内郁，热盛生风，方中升麻、葛根、浮萍皆升散之药，薄荷辛凉透疹，为治疹要药；重用银花、连翘清热解毒；少用桔梗、荆芥解表邪；僵蚕、钩藤祛风止痉，全方搭配合理，治疗全面，故解热毒透疹，效果很好。

温热疫毒传肺气虚案

郝氏，女，47岁。

患者冬季流感暴发季节感冒，初起高热，头痛，咳嗽，咽干痛，不恶寒，但恶热，在本村输液治疗两天不效，遂到大医院就诊，当时高热40 ℃，咳嗽胸痛，痰黄有腥味，伴剧烈胸痛，吸气困难，入院胸部X线正位片检查显示左中下块状及条状阴影，左侧位片有明显舌叶肺不张存在。诊断为肺化脓症，肺不张。

住院治疗两周后，症状基本控制，但每日午后发热37.5 ℃左右，至夜间又体温正常，仍咳嗽不见轻，吐黄浊痰，微带豆腥气，吸气需用力，一有劳动即感气不得续，胸闷纳差，遂出院来我院要求中医治疗。

来诊时，咳嗽黄痰，白日比夜间重，口咽干，脉细芤带数，舌质红苔黄。此病早期为热毒壅肺，蕴成脓痰，属肺痈，治拟清肺化痰、排脓解毒。但大部症状已控制，每日午后小热，脉象证明，此时肺阴不足，因肺不张而胸闷。

治则：清肺化痰，滋阴润肺，兼清余邪

方组：鱼腥草15 g　　天冬15 g　　甘草6 g

　　　麦冬12 g　　　玄参12 g　　桔梗10 g

　　　柴胡10 g　　　银花12 g

用法：一剂，水煎服，一日二次。

第二日诊

昨天服药后咳痰、胸闷等症稍减，痰量减少，但仍发热，原方加黄芩10 g，继续用一剂。

第三日诊

上方服完，下午即不发热，咽干、咳嗽见减，但胸闷未减。胸闷因肺不张所至，肺不张，皆因肺气不足。原方减去鱼腥草、黄芩、银花，加黄芪60 g。一剂。

第四日诊

今早来诊，咳嗽等症基本消失，有少许清痰，胸闷明显见轻，但感神疲乏力。治拟益气健脾，培土生金，改方。

方剂：补中益气汤加减

方组：西洋参15 g　　柴胡6 g　　升麻6 g

白术 15 g　　　黄芪 60 g　　当归 10 g

甘草 6 g　　　陈皮 6 g　　　紫河车粉 30 g（冲服）

用法：水煎一剂。

第五日诊

今早觉周身有力，胸已基本不闷，少有轻咳，食欲有加，遂带原方十五副，回家静养。

一个月后到医院复查，诸症悉除，胸部 X 线显示肺部炎症完全吸收，肺不张亦全部恢复。

总结：肺痈之为病，祖国医学认为多是卫表之邪不解，痰热恋肺，壅塞肺络，因此咳嗽痰黄，因腐而有腥味，并见热伤肺络，胸痛。治疗原则首先早期应先宣肺解表，表解后，应清肺化痰，排脓解毒，必要时辅以托补之法，使邪能迅速外达。其次，热邪伤阴且耗气，在痰热渐退，咳嗽等症减轻的基础上，滋阴药中可加入益气健脾的药物，增强身体的抵抗力，照顾到整体，以提高疗效。这个办法就是祖国医学中说的"攻补兼施"。邪去正衰阶段，为迅速恢复健康，施培本善后之法。肺不能张开，全因肺气虚，培土生金是治肺气不足的一种重要方法。

风温外感热入大肠案

周某，43 岁。

患者初春感冒，发热不恶寒，面赤口干，自述闭目眼干热，头晕咳嗽，周身酸痛，在家自己服用西药，两天不效。又于晚间与朋友一起吃火锅，饮一瓶啤酒，当夜即感症状加重，并腹胀痛，发热呕恶。次早起床大便二次，稀溏而有脓血，舌淡苔黄腻，脉浮滑数，来诊时体温 39 ℃，呕吐一次。此风热外感，又饮食热毒，与表热相合，表里热盛，热邪传入大肠。

治则：清热解毒，解表清热

方组：银花 30 g　　连翘 15 g　　　大青叶 15 g

　　　云苓 15 g　　大黄 10 g　　　桔梗 6 g

　　　生地 6 g　　　玄参 9 g　　　　甘草 6 g

　　　枳壳 10 g　　薄荷 20 g（后下）

用法：水煎服，每日二次，温服。

当天下午，第二次药服完，觉满腹痛，随即大便，约两小时一次，头二次脓血很多，后每便一次，即感轻松一点，热也减一点。至第二日晨，一夜共泻六次，早起时，已热退身凉，诸症消减，唯周身无力，少气懒言，厌食，无便脓，但仍溏泻不止，此热邪伤及脾胃，泻甚脱其中气，改方。

方组：西洋参 15 g　　麦冬 12 g　　薏米 20 g

　　　甘草 6 g　　　　云苓 12 g　　五味子 6 g

　　　大枣 10 个

用法：水煎服。

一剂轻，二剂后痊愈。

总结：全方银翘、大青叶、甘草清热解毒；生地、玄参清热凉血；因此时表邪已不太盛，只用桔梗合薄荷解表升提；枳壳宽中下积，合大黄清泻肠中之邪；云苓一味引热自小便出，清热解毒而泻火消积，表热清，里热得泻，诸热邪得解。但泻后体虚，当需调补，温热后期，应益气养阴，故用西洋参等而二副得痊。

风热入肺传胃伤阴案

王女，1岁半。

患儿夏末因风扇感冒，发热鼻塞，面赤唇干，咳嗽无痰，有涕，身无汗，小便微黄，大便可，在附近诊所用西药，一日夜出汗三次，汗出热稍轻，但两小时后又起热，第三日来诊，症见汗出热不退，咳嗽加重，微带喘，此温邪上受，首先传肺，肺气不宣，故咳嗽加重而喘。

治则：辛凉解表，宣肺止咳

方剂：麻杏石甘汤加减

方组：麻黄4g　　石膏10g　　杏仁3g（炒，打）

　　　甘草4g　　前胡6g　　桔梗6g

用法：水煎服。服如前法，分饮观察。

第二日早诊

症见咳嗽已明显减轻，热也减少，又用一天。

第三日早诊

咳嗽已愈大半，但于中午突然出现呕吐，热又升高，此肺热传胃，下午改方。

方剂：竹叶石膏加味汤

方组：竹叶 6 g　　生石膏 9 g　　麦冬 3 g

　　　人参 10 g　　清半夏 3 g　　糯米一小把（后下）

　　　炙甘草 3 g　藿香 5 g

用法：水煎开后下米，米熟即可，频服少饮观察。

用药后邪去，咳喘不甚，但少气，汗后身热不退，这都是余热未清的表现。应当清热养阴，益气生津。但咳嗽甚，热不退，是热邪郁肺，当清宣肺气，用麻杏石甘汤；偏于内热者，口渴，加石膏、知母各 6 g；偏于正虚者，加西洋参 6 g；偏于阴亏者，舌红无苔，加石斛、麦冬、玉竹各 9 g；症见正虚邪闭，昏睡，面泛青白，唇焦齿燥者，单用西洋参 10 g 煎汤，间隔两小时送服安宫牛黄丸，救急为要，待症状平缓后，再用本方调理。

今咳喘轻而忽呕重，明显热邪入胃，胃气上逆，故用竹叶石膏汤，清泻胃热，和中降逆止呕。

第四日早诊

昨下午服此汤后，夜间呕一次，今早不呕，一夜汗津津，天明时热已正常，呕咳已基本愈，但早起后大便二次，均为如蛋花水样便，口渴，精神稍差，此热邪伤阴，又加宣泄之药，虽病去大半，但气阴两伤，急补之。

方组：西洋参20 g　阿胶16 g（打细）

用法：糯米一小把，同煎米熟，取汁一碗，少饮频服。每用汁一盏，化阿胶1 g。

一日用尽大半，次早来诸症已愈，又用一天收功而愈。

总结：本病确有其不稳定性，宜在处方择药上有所偏重，要有一定的灵活性。小儿为稚阳稚阴之体，易寒、易热、易虚、易实。病随体异，而且变化快。感受寒邪，容易热化；感受热邪，容易寒化。有的小儿脾胃脆弱，多有食滞，还有挟暑、挟湿者，临床需根据不同病因和病症，施以相应治疗。另外，及时跟进观察，一有病情变化，及时更方是取效的关键。

风热感冒热入肺经咳血案

李某，43岁。

秋初感冒发热，头痛无汗，干咳，鼻塞有涕，平素嗜食辣子鸡，抽烟饮酒不忌，一直未请医生诊治，以为自己可以抗过去，三天后，体温升高，症状加重，鼻干咽干痛，咳嗽，胸痛喘闷，黄浊痰带血，急到医院检查，查为急性呼吸道感染并发支气管扩张，在医院输液治疗三天，发热、周身症状减轻，唯每日咳嗽必痰中带有鲜血，遂转来要求中药治疗。

本病中医归纳在喘证、咳血、肺痈类，主要症状有呼吸困难、哮喘，同时还有剧烈咳嗽，常常是慢性的、长期的，咳出黄脓状痰。急性发作时还伴发热、咯血。现代西医学指出是气管及周围组织慢性炎症损坏，致使气管变形，扩张。一般成柱状、梭状改变者，症状较轻；成囊状改变者，病情较重。

来诊时，病人已无高热，唯每日 37.5 ~ 38 ℃，周身症状减轻，但咳嗽，胸闷痛，使劲咳时，汗出，有似缺氧欲晕的感觉，黄浊痰中每日见鲜血，二便可，口咽干，时欲饮水但饮不多，舌绛苔黄，脉沉滑数。

治则：清泻肺热，滋阴凉血

方剂：百合固金汤加减

方组：百合 15 g　　天冬 10 g　　桔梗 10 g

　　　仙鹤草 12 g　南沙参 10 g　鱼腥草 12 g

　　　生地 15 g　　玄参 10 g　　甘草 5 g

用法：水煎服，一日二次。

第二日诊

早起后自觉症状好转，周身轻，食米粥一碗，咳嗽、胸痛见轻，咳血明显见少，原方继续服用，一日比一日轻，效不更方，连用十剂，诸症痊愈。

总结：百合甘寒，清肺中燥热，凉心安神；桔梗、鱼腥草治肺痈排脓，西医讲鱼腥草能控制感染，减少血行扩散，避免造成更加严重的感染；以百合、天冬、沙参养阴润肺，祛痰止咳；仙鹤草止血；生地、玄参滋阴凉血。诸药合用，使邪热得清，肺阴得养，咳、血并止，而无敛邪之弊，故一日比一日轻，十余日而痊愈。

风温热入血室案

患者，田氏，37岁。

今春正直经期，在野外干农活感冒，初起发热，不恶寒但恶热，无汗，咳嗽，口燥不渴，胸闷，身痛，头痛，当天在家服用西药，第二日不效，到本村卫生室输液治疗三天，症状基本痊愈，期间月经淋漓不断。又因农活太忙，下地干活两天。第二日晚间8点，突然发热39℃，周身燥热，口干口渴，头痛身痛，腰骶痛，大腿内侧痛，又到本村输液治疗。第二日早晨热未退，早饭后忽然手足抽搐，口紧舌强，神志清晰，二便正常，急到大医院急诊，医院查各项检查均正常，仍以重感冒收住院，治疗一周后，病人体温不高，但每日暮后必发热38℃左右，早起又正常，手足有时抽筋，揉揉即缓解，吃饭时手端碗有点抖。因病已过危险期，久不恢复，病人家属要求出院，遂转我院要求中医治疗。

来诊时，病已半月余，神倦，面黄，头晕，口燥咽干，大便不行，日暮发热，溲赤而涩，月经一直淋漓不断，每日下午2～4点见经血，量很少，脉微欲绝，舌绛苔少。

此为热入血室，热灼真阴已亏，故脉细微，神倦；肝脉上颠，肝热故头晕，肝热迫血，淋漓不归经；舌绛者胃阴不足，里热炽盛，苔少者胃气犹存也，咽干口燥，阴虚火旺也。肝阴不润，筋被灼不得伸，故手足抽筋时发，水亏木旺也无疑。至于大便不行，又是血虚阴亏之症，小溲赤涩乃肝旺肾阴受累之故。

治则：滋阴降火以清虚热，补肝揉筋以润百脉

方剂：大定风珠加减

方组：桑叶 15 g　　　　　　生白芍 12 g

真阿胶 15 g（烊化）　　熟地 15 g

龟板胶 12 g（烊化）　　大生地 20 g

炒麻仁 10 g　　　　　　五味子 6 g

生牡蛎 10 g　　　　　　粉甘草 6 g

麦冬 10 g　　　　　　　炙鳖甲 12 g

杏仁 6 g（炒，打）

用法：水煎服，一副药煎二次，每服一次，用药冲鸡子黄一枚，同服。

桑叶清肝热又去风，阿胶、龟胶、熟地、鳖甲、生地填阴补隙，壮水制火为君，臣以平肝之白芍、牡蛎，佐以杏仁、麻仁通幽泻火，五味敛阴，使以甘草调养胃阴。

第二日诊

病人自觉服药后，口渴、心中燥热减少，头晕明显见轻，

早晨小便一次，很爽快，大便未行，仍夜间发热，原方去牡蛎，加黄柏 10 g，继续用一剂。

第三日诊

一夜体温 37.5 ℃左右，早起正常，大便一次，先下干粪量约一碗，后便质稍软，诸症减轻，继续用一剂。

第四日早诊

今夜体温正常，诸症减轻，唯纳食无味，手足无力，此阴亏气耗，原方去黄柏、生地、麻子仁、杏仁，加西洋参 15 g，一剂。

第五日早诊

病人诸症如失，又进二剂巩固，痊愈。

总结：此本小病，而过度劳累，保养不当，又连续两次外感风热之邪，过劳本生内热，外邪合内热入于血室，小病变大，故女人经期应慎。

风热传肺咳血案

李某，男，43 岁。

外县患者，于初中时因咳嗽、久发低热，在医院胸片检查发现右肺结核，无空洞形成。后经结防所确诊，住院治愈，一直未复发。近日春节期间，连续饮酒，在山坡玩时，受风寒感冒，经本村医疗室治疗痊愈。三日后又饮酒，脱衣不慎，于下午 5 点左右，突然高热，头痛面赤，咽干口苦，咳嗽胸闷，遂在本村输液治疗。第二日早，症状未改善，早饭前，觉喉中干痒，阵咳后，吐出鲜血，咳一阵即吐出一口鲜血，并且出现胸痛，动则气急。急到大医院急诊，X 线胸片显示双肺纹理增粗，左肺有斑片状模糊阴影，右肺结核病灶，诊断为急性支气管炎、左肺炎、支气管扩张。住院治疗两周后，症状得到控制，已基本不咳血，仍有低热 37.5 ℃左右，咳吐黄痰，时痰中带血丝，咽干口燥，食欲不振，周身乏力。

遂出院来请中医治疗。来时阵发性咳嗽，吐痰黄中带血丝，胸闷不痛，动则气促，口干咽干。舌质鲜红，苔薄黄，脉象细数。此热邪恋肺，肺胃阴虚，当滋阴润肺，止咳化痰。

方组：桔梗 12 g　　百部 10 g（炙）　　黄芩 12 g（酒炒）

玄参 12 g　　生地 12 g　　　　陈皮 6 g

炙紫菀 10 g　甘草 6 g

第二日诊

昨日药后，热稍减，口干、咽干改善，咳嗽次数减少，痰中仍带有少许血丝，原方继续服一剂。

第三日诊

低热已退，胸闷有少许，但咳嗽痰中已无血丝，劳则气促如前，口咽干如故，每晚夜间时有轻微盗汗。食欲不佳，体乏腰酸，此肺肾阴虚，按原方减去百部、紫菀、陈皮，改方。

方组：柴胡 10 g　　黄芩 6 g　　　　玄参 15 g

　　　生地 15 g　　鳖甲 15 g（炙）　甘草 6 g

　　　五味子 6 g　桔梗 6 g　　　　地骨皮 6 g

用法：水煎服，一剂煎二次，温服。

第四日诊

已基本不咳痰，时有一声咳出痰，色白，量少，盗汗明显减少，口咽已不干，脉细弱，苔薄白带黄。唯厌食乏力，原方继续用一剂。

第五日诊

诸症基本消失，唯厌食纳差，乏力气短，此病愈而肺脾气阴两虚，改方。

方组：党参 20 g　麦冬 12 g　云苓 12 g

　　　甘草 6 g　　石斛 15 g　冬虫夏草 3 条（打粉）

用法：煎水二碗，分二次冲服。

带八副回家保养治疗，用完药后，回来复诊时，面色红润，声音响亮，诸症痊愈。

总结： 肺结核病，中医称为肺痨，古人很早以前就知道此病有传染性，故又称传尸痨。古代医疗条件差，百姓食尚不能果腹，哪有钱治疗，故竟然有灭门者，此病人虽多年前已治愈，但遇温热之病传肺，虽无结核病发，但引动旧邪，故出现结核症状。中医治疗一般以甘寒养阴为大法，用大量养阴药，多从肺脾肾论治。在临床中发现"阴虚"是由于"火旺"而灼炼津液之故，早期着重于泻肺火，釜底抽薪。邪实已解，则着重养阴益气，清脏腑之热。此病人用此三法而得痊。

风温入肺经转肺痈案

相氏，57 岁。

患者平素身体很好，近来无雨雪，冬温流行，受办公室同事传染，又出行受风寒，当晚发病，寒战高热，恶寒无汗，头痛身痛，咳嗽咽痛，口干多饮，在小区诊所肌注和口服西药。第二日早，症状仍未改善，饭后输液治疗一天，晚间仍 39 ℃高热不退。第三日早又输液治疗一次，至下午病仍不解，咳嗽胸痛加重，吐痰浊而带有少许黄绿色，痰多时胸闷，吐出后即不闷。遂到大院检查，确诊为急性呼吸道感染、肺脓肿，留住院治疗。10 天后症状基本控制，来本院请求中医治疗，来时体温已到 37.5 ℃左右，咳嗽、胸闷痛均已不重，唯咳痰黏浊，时带黄色或时带绿色，咳时胸稍痛闷，不咳不显，每日吐痰量大，一吐一大口痰，厌食乏力，口干，舌淡苔黄腻，脉滑数而带芤象。此风温之邪入肺，灼伤肺络，伤其肺阴，腐化成痈。此病如早期服麻杏石甘汤以辛凉宣发，可能不至病邪入里郁肺，虽后期住院时已愈三分有二，但脉现芤象，此本已虚，病未完全除根，如不扶正祛邪，恐有肺痨之变。

方剂：千金苇茎汤加减

方组：鲜芦苇根60 g　冬瓜瓣15 g（打）　桃仁3粒（打）

　　　苡仁24 g　　　沙参15 g　　　党参35 g

　　　甘草6 g

用法：水煎服，每日二次，早晚饭后温服。

第二日诊

病人自述咳痰顺畅，胸中舒畅，又进四剂。

苇茎味甘寒无毒，清肺热润咽喉最效，然用新鲜者最好，去软皮、节，洗净用，现代人对芦苇认识不清，特别是城里人，芦茎细矮，苇如竹节长，高大；瓜瓣是冬瓜子，不是甜瓜子；桃仁要少用，因脉芤已有虚象；苡仁为治内痈用药；沙参配党参益气又养阴。五剂过后，病人已无浓浊痰，咳嗽明显减少，食欲增加，胸中舒畅，脉不芤而和缓，唯每日稍咳，喉中不适，痰液清无脓，益气补肺，滋阴止咳。

方剂：桔梗汤加减

方组：桔梗10 g　　西洋参10 g　　麦冬12 g

　　　甘草10 g　　川贝母12 g　　薏苡仁30 g

用法：水煎服，每日二次，早晚饭后温服。

本方桔梗合薏米排脓化痰；西洋参、麦冬、甘草益气补阴；贝母合桔梗止咳化痰，连用八副，诸症痊愈。

小儿风热感冒案

患儿，男，1岁。

于春日感冒，症见发热，咳嗽，面赤唇干，有少许涕，咽部发红，渴欲饮水。在家用西药两天，仍发热不退，伴大便溏，小便清，舌淡苔薄白，指纹鲜红，无汗，咳时伴呕。此感受风热时邪，首先犯肺，顺传脾胃，邪热留恋。皆因表邪未解，治宜辛凉宣透。

方剂：荆芥葛根汤主之

方组：荆芥6g　　葛根15g　　黄芩6g

　　　麦冬10g　　连翘6g　　薄荷10g

　　　甘草6g

用法：水煎一碗，每次服5毫升，40分钟服一次，温服，停用西药。

患儿服药一天，下午热已减一半，周身少量汗出，继续服用，睡时停药。

第二日早晨

诸症减轻，原方继续用一剂。

第三日早晨

发热已愈，诸症减轻，唯咳嗽加重，每咳伴呕，大便随咳而遗。此病邪郁肺，肺与大肠相表里，故邪顺传肠胃而出，无须止泻，为邪出之吉兆，先宣肺达邪为要。

方组：麻黄 4 g　　苏子 6 g　　陈皮 6 g

云苓 10 g　　甘草 6 g　　黄芩 10 g（酒炒）

用法：水煎服，方法如上。

第四日

诸症基本痊愈，咳已很轻，大便微溏，原方去苏子，黄芩用 6 g，继续又服两天，痊愈。

总结：无论风热、风寒感冒，表证未解必先发汗，只不过辛凉、辛温不同。表证一解，必先安内，表里顺逆，因势利导，无有不愈。正如此病，便溏不用止泻，咳嗽不用敛肺。

风寒感冒合痰饮案

郑氏，67 岁。

患者病哮喘十余年，每感冒即加重，近日外出受风寒，夜间发病，鼻塞流涕，头晕恶风，咳喘加重。夜间服西药一次，次早来诊，无热，少汗，喘甚，吐痰清稀，舌淡苔薄白，脉浮紧。此风寒束表，当辛温发散。

方剂：*麻黄汤加减*

方组：麻黄 6 g（炙）　　桂枝 10 g　　杏仁 6 g（炒）

甘草 10 g（炙）　　紫菀 15 g　　桔梗 6 g

用法：姜、枣引，水煎服，取汗。

次早诊

自述昨夜汗出周身，感冒症状减少，唯哮喘不见轻，诊脉沉弦。此表解，里饮盛，吐痰很多。

哮以呼吸急促，喉间痰鸣为主症；喘以呼吸困难，张口抬肩，鼻翼扇动为主症，但临床不容易截然分开。俗话说："哮以声响名，喘以气息言"，实际表现常兼而有之。本病是一种发作性疾病，急性期一般都有外邪侵袭和痰浊内盛，间有情志所伤和饮食不和、劳作过甚和接触敏感物品者或空气污浊。慢性期一般为脏腑不健，肺、脾、肾不足。本病人素有哮喘，今遇外感，引动伏痰，肺气不宣而咳喘加重，现表解里未和，改下方。

方剂：射干麻黄汤加减

方组：射干 9 g　　　细辛 2.5 g　　麻黄 10 g

　　　桔梗 10 g　　　炙甘草 10 g　　杏仁 10 g（炒，打）

　　　前胡 12 g　　　款冬花 15 g　　紫菀 12 g

　　　法半夏 12 g　　鲜姜 3 片　　　大枣 12 枚

用法：水煎服，每日二次，早晚饭后温服。

仲景谓射干麻黄汤治"喘而上气，喉中水鸡声"。张氏此方，射干疗咽痹而消肿；以桔梗助麻黄、细辛、生姜之辛散，升提开发；以杏仁、前胡、冬花、紫菀止咳降逆；半夏化痰饮最速。

此方服三剂后症状明显见轻，胸闷、喘均好转，自觉小便增多。又用五剂，喘轻大半，喉中痰鸣已少，唯时时咳嗽、痰多。此时病已去大半，久病可慢养，用缓方。

方组：海浮石 30 g（研粉）　　麻黄 20 g（蜜炙）

瓜蒌仁 20 g（炒去油）　　天竺黄 30 g

杏仁 20 g（炒）　　　　　川贝 15 g

茯苓 20 g　　　　　　　　橘红 30 g

竹沥 30 g（后下）　　　　半夏 30 g

苏子 20 g

用法：诸药打粉，蜜丸，每服二钱，一日二次，饭后姜汤带下。

本方用海浮石化痰结，合杏仁、贝母、苏子肃肺止咳；橘红、天竺黄、半夏、云苓为化痰行气之品，温凉互用，补泻兼备，宣肺豁痰，降气平喘。

加减：肺气失宣，久郁化热，苔见黄腻，脉见滑数，痰黏稠厚，证偏于痰热内盛，可加黄芩、鱼腥草各 12 g，生石膏 24 g，桑白皮 9 g；喘不能卧，痰多便干者，偏于肺与大肠表里两闭，内热甚而痰热胶结者，可以加用大黄 9 g、葶苈子 12 g；用蜜丸者，缓诸药之急，老年人体弱邪实，慢性久咳痰喘者最相益。我常用此方，每年治疗不下 300 人，老人、年轻人皆有良效，小儿量减，7 岁以下不用。

幼儿风热呕泻案

米孩，1 岁。

患儿昨日下午在育婴房洗澡，回家后当晚出现发热，汗出不退，轻微咳嗽伴呕吐，流涕，在家口服西药。第二日早晨仍发热 38 ℃左右，到小区医务室肌注解热药与口服西药治疗，晚睡前吃葡萄 4 粒，早起后热仍未退，又用一次解热药，至中午，突然呕吐，腹泻，无腹痛，大便蛋花样，黄色，一上午呕吐 5 次，泻 4 次，每吐后神疲乏力，哭闹不安，腹胀肠鸣，高热 39 ℃，呼吸急迫，口干，面色萎黄，手指逆冷，眼窝深陷，舌质红，苔黄腻，急到大医院急诊，诊断为胃肠型感冒，又因饮食不当，出现急性胃肠炎，中度脱水，遂住院治疗。三天后症状基本控制，体温 38 ℃，但呕泻一直不止，住院同时到我院寻求中医治疗，在征得住院医师的同意下，下午带病儿来诊。病儿精神尚好，每日小便不多，色黄，大便一日 4 ~ 5 次，蛋花状，量不多，口渴，少许咳嗽，呕吐，体温 37.8 ℃，腹胀，肛门红赤，舌质红，苔黄腻，指纹暗红，到气关，此风热表邪已入里传肠胃之中，当芳香化浊，清热燥湿。

　　方组：藿香 10 g　　黄连 6 g　　半夏 6 g

　　　　　黄芩 6 g　　　干姜 6 g　　炙甘草 3 g

　　　　　茯苓 6 g　　　人参 10 g　　苍术 6 g

　　用法：水煎一碗，每服 5 毫升，半小时一次，温服。

第二日诊

服药后呕吐减少,体温37.5 ℃,一日夜大便6次,神疲乏力,腹胀纳呆。舌苔薄白,原方继续用一天。

第三日诊

今早体温正常,大便较稠,一日夜小便4次,已无呕吐、腹胀,虽胃纳不香,精神不振,但诸症均轻,原方继续用一日。

第四日诊

一夜未泻,早起后排便一点,已成软便,小便二次,量多,唯食欲不佳,手足发软,握物无力。脾主四肢肌肉,吐泻之后,脾阳未复,胃气未苏。改方。

治则:益气健脾和胃

方组:人参10 g   炒白术10 g   芡实6 g

　　　广木香5 g   砂仁10粒(打)   茯苓12 g

　　　炒薏米12 g   炙甘草3 g   炒麦芽6 g

用法:一剂,煎服如前法。

第四日诊

诸症已平,饮食已佳,大便成形,小便已畅,四肢有力,嬉笑有常。出院后带两副中药,回家用四天,诸症痊愈。

总结:本例病人先因洗澡外受风邪,汗出热不解,乃是风热,病本未愈又食凉食,寒热相合,传入胃肠,而致急性呕泻,寒热错杂,古人俗称小霍乱。本方从《伤寒论》半夏泻心汤化裁而来，取其辛开苦降之意，吐泻为湿热困扰脾胃，至清浊混乱，升降失司。方中用芩、连清理，坚胃肠以止利；甘草甘缓和中，藿香醒脾化湿，干姜温中健脾，促使化运复常；苍术、茯苓淡渗祛湿，合半夏降逆止呕。诸羔皆瘥，唯精神疲乏，胃纳不好，系吐泻后，中气受损，脾胃虚弱，乃改用四君子加芡实、薏米健脾止泻；砂仁、麦芽消食和中；最重要者广木香，此药治泻，无论新久皆效，此药和中理气，健脾益胃，而获痊愈。

婴儿风热入肺咳嗽案

患儿3个月，女。

冬温流行之时到医院洗澡后感冒，当晚发热38.5 ℃，咳嗽干呕，吐出奶烫手，唇干面赤，白睛有红丝，遂到乡医院门诊治疗，二日不效。因心疼儿小，不愿打针，来求中医治疗。来时发热咳嗽，咽部发红，舌质红苔薄白，指纹风关鲜红。此风热伤表，肺气不宣。

治则：辛凉解表，宣肺止咳

方剂：桑菊饮加减

方组：款冬花6 g　　银花9 g　　川贝9 g

杏仁4 g　　紫菀9 g　　桑叶16 g

芦根15 g　　连翘9 g　　薄荷12 g

用法：一剂，水煎成一碗，每服 1 毫升，一小时服一次，温服。

第二日诊

诸症轻，连用四日，痊愈。

很多人都觉得对婴幼儿用中药很困难，主要是剂量不好掌握，我把多年经验介绍给大家，供大家参考。

东医小儿服药法

第一：婴幼儿用药基本与成人相同，但婴幼儿脏腑娇嫩，易虚易实，有毒、大寒、大热、大泻、大苦之药忌用，平稳用药。

第二：最重要的窍门是，煎如成人，但饮要如雾露，少饮频服，观察用药，一有不适，立即停用，基本无大碍。

婴儿暑温肺热案

患儿 2 个月，男。

暑天因吹空调感冒，中午突然发热，咳嗽，咳而呕，微带喘鸣，汗出口渴，面赤，哭闹不安，一天大便 5 次，溏稀。到大医院住院治疗，三天后热退，但仍咳嗽不见轻，时呕吐，一日便溏 5 ~ 6 次，住院期间要求开中药配合治疗，在征得住院医师同意后，来诊。症见面色正常，口不渴，唯咳嗽有痰，咳甚时呕，咽红，便溏厌食，肛门红赤，舌质红，苔薄白腻，指纹红紫，此暑热夹湿已入里，到达肺胃，邪时时从大肠而出，已无表证，明显肺胃有热邪，阴伤，咳而呕为热入肺胃。

治则：清肺化痰，和胃养阴

方组：竹茹9g　　贝母9g　　苡仁24g

薏荷9g　　芦根30g　　党参15g

冬桑叶6g　麦冬9g

用法：水煎服，每日一剂，用东医小儿服药法。

第二日诊

体温有所下降，37.8 ℃，咳嗽减少，其他如前，原方继续用。

第三日诊

体温基本正常，诸症见轻，原方继续用。

第四日诊

诸症减，咳嗽已愈大半，唯便溏，肛门红赤，口不渴，此肺胃阴虚。病人已出院，只用中药。改方。

方组：西洋参10g　麦冬10g　车前10g（炒）

用法：水煎服，如前法。

连用三日，诸症痊愈。

方以薄荷、桑叶解表清暑；麦冬、芦根滋润肺胃；竹茹、川贝化痰止嗽；党参、薏米补中利湿，暑性挟湿，薏米为治暑湿之要药。全方清解暑热，润肺咳止。

风寒感冒合痰饮病又肾阳虚案

张氏，67岁。

患者自二十多年前，因感冒治疗不彻底，出现咳嗽，常年发作，每遇感冒即加重，平时发病，大都用西药解决，严重时则住院输液治疗。自60岁后，发现每次感冒后，即加重一点儿，后来出现哮喘症状，经常服西药控制。近几日天气寒冷，外出冒风，出现头晕、鼻塞流涕，周身不适，体温正常，咽喉痒，咳嗽胸闷，动则喘，无汗，舌淡苔薄白，脉浮紧，在小区内输液治疗两天不效，遂来我院，要求中西医配合，输液同时内服中药。此风寒束肺，肺气不宣，治宜辛温宣肺，解表平喘。

方剂：定喘汤加减

方组：麻黄10g（先煎，去沫）　　桑皮12g

　　　炙款冬花15g　　　　　　桔梗12g

　　　杏仁6g　　　　　　　　白果12g（炒，打）

　　　陈皮9g　　　　　　　　炒苏子10g

　　　姜半夏10g　　　　　　甘草6g

服法：一剂，水煎二次，饭后温热服，每日二次，稍取汗。

方解：方以麻黄、白果治喘，半夏化痰，陈皮、桔梗行气理气，苏子、杏仁、桑皮降气平喘，款冬花止咳，诸药配合，对于哮喘症作，风寒明显，喘息而尚可卧者，俱用此方服之，然必取汗方效。

第二日诊

患者服后，当夜汗出全身，早起床后感觉见轻，头晕感冒症状因汗而解，主要咳喘未解，原方继续用。

第三日诊

患者今早咳吐白痰几口，咳喘明显见好，继续用一剂。

第四日诊

病人自述自服药三天来，近几日一直汗出津津，周身轻松，咳嗽，吐痰顺畅，但一直腹有下坠感，厌食，动则胸闷而喘，脉略急促，睡卧时脉缓。此脾肺气虚，表已解，当健脾补肺。

方剂：六君子汤加减

方组：人参 15 g　　云苓 12 g　　苍术 10 g

陈皮 9 g　　半夏 9 g　　炙甘草 6 g

苏梗 9 g　　桔梗 10 g

用法：姜、枣引，水煎服，一日二次，饭后热服。

方解：此方为六君子汤加味，二陈燥湿化痰，理气和中；苏梗、桔梗宣肺宽胸，理气祛痰；姜、枣温中散寒，半夏和胃、止逆、化痰；四君补脾，全方培土生金，适合肺脾气虚者。

第五日诊

病人服后，胃口好转，腹不坠，胸闷已少，咳喘好了很多，原方继续用，连用五天。

第十日诊

病人咳喘已愈一大半，食欲好转，唯一动则气喘吁吁，下肢足踝部有少许浮肿，腰酸痛，早晨手脚发凉，脉动则促，卧则缓。此肾不纳气，气不归元，当补肾补气，温督脉，壮元阳，纳气定喘。今日出院，带药回家缓养。

方组：熟地100 g　　山萸肉100 g　　山药100 g

泽泻100 g　　云苓100 g　　丹皮100 g

人参100 g　　黄芪200 g　　冬虫夏草50 g

干姜50 g

用法：诸药打粉，蜜丸，每服二钱，一日二次，饭后温服。

用尽一料药后来诊，自述咳喘基本未复发，饮食咸时稍发作。又配一料，嘱其即使不发作，也每年配一料，冬季保养，虽不能根治，亦可避免复发。

风温入肺经转肺痈案

钱女，12岁。

初春外出，受风寒，当天下午出现发热，咳嗽无痰，面赤唇干，口渴多饮，汗出仍热，在家服西药一次，第二日早仍发热不解，遂到乡医院治疗。输液治疗两天（用药不详），仍高热咳嗽，胸痛不敢使劲咳，咳痰浓浊，间带血丝，因自小多次患肺炎，均在本院中西医配合治疗而愈，故转本院住院治疗。经检查，确诊为大叶性肺炎，来时肌肤灼热，面赤口干，咳黄浓痰带血丝，舌质绛苔黄，脉浮滑数，住院中西医配合治疗。

此风温早期不得外解，传入肺经。热邪郁肺，不得宣泄，故灼伤肺络，伤及肺阴，此高热非表邪未解之热，乃是里邪熏蒸之热。浓浊痰类似于肺痈，"痈者壅也，如土之壅而不通，为热聚而肺癉也（《金匮要略心典》）"。斯证总属实热，热毒郁结在肺，邪盛正实，故咳嗽、吐脓痰、偶有血性痰、胸痛。初期以祛邪为主，清热解毒，化瘀排脓；中期清肺消痈；恢复期宜养阴益气，久病邪恋正虚者，当以扶正祛邪为主。

治则：清热解毒，清肺化痰

方组：麻黄 4 g（炙）　　石膏 20 g　大青叶 10 g

　　　川贝 3 g　　　　桔梗 6 g　　焦栀子 8 g

　　　黄芩 6 g　　　　甘草 5 g

用法：水煎一碗，每次服 40 毫升，两小时一次，温服。

服后当晚，体温逐渐下降，一夜保持在 38 ℃左右，其他症状如前。

第二日早晨

查房见虽有热身已不灼，咳嗽见少，但浊痰仍带血丝，今早起床大便一次，溏便，小便黄，症见轻，原方继续用。

第三日查房

发热37.5 ℃左右，咳嗽浓浊痰，已看不见血丝，诸症轻，继续用原方。

第四日查房

已热退身凉，饮食有进，精神可，咳嗽少，唯吐浊痰，每日很多，口干不甚渴，便溏，小便微黄。此热邪伤肺阴，脾气消耗。改方。

治则：补脾益气养阴

方组：银花25 g　　薏苡仁18 g　　桔梗9 g

　　　甘草6 g　　　生黄芪12 g　　麦冬10 g

是方重用银花清热、散结、解毒；苡仁、黄芪、甘草专功排脓，又补脾气；桔梗化痰提气；麦冬养阴润肺，治气阴两伤；又有大剂银花清热解毒，此药虽清热解毒，但甘寒无毒，平淡轻清，合诸药，解未尽之热毒，又无苦寒伤胃之弊。

本方连用五天，患儿诸症痊愈出院。

风热入少阳案

赵氏，女，35岁。

患者平素有胆囊结石症，发现有十年之久，做过两次激光碎石，平时基本无感觉，今春外出旅游，因在外食用辛辣肉食过多，三天前开始右胁肋下疼痛，有时较剧烈。回家当晚 9 点突然高热，口干咽干，头痛鼻塞，胸闷恶心，右胁下疼痛加重，不敢深呼吸，呕吐物有黄色苦汁，大便二日未行。当夜在乡卫生所治疗，因考虑在外饮食不洁，怀疑食物中毒，输液治疗一晚。第二日早，因胆区疼痛持续加重，到大医院急诊，入院检查示体温 39.5 ℃，巩膜黄染，肝区叩击痛（+），白细胞 18×10^9/L，中性粒细胞百分比 88%。血清谷丙转氨酶 80 U/L，胆红素 21 μmol。B 超示胆囊壁毛糙，胆囊内有多个强回声光影，最大者 1.7 厘米，诊断为急性胆囊炎、胆结石。遂住院治疗，三天后炎症得到控制，医生建议手术摘除胆囊，病人惧怕手术，遂转我院请求中医治疗。

来诊时，病人有小热，有时 37.5 ℃，有时又正常，两白睛微黄，胁肋疼痛，胸闷恶心，食欲不振，口苦溺赤，心下满闷，大便干结。白腻苔，脉弦滑数。此邪在足少阳，治拟化湿清热，疏泄肝胆。

方组：金钱草 30 g　　茵陈 30 g　　　海金沙 12 g

　　　薏米仁 12 g　　佩兰 10 g　　　柴胡 10 g

　　　黄芩 12 g　　　山栀 10 g（打）　半夏 6 g

　　　云苓 12 g　　　鸡内金 15g

用法：水煎服，一剂煎二次，温服。

第二日诊

今早发热 38 ℃，汗出热不退，右胁胀痛减少，略思饮食，口苦恶心见轻，胸脘痞闷。白腻苔变薄，脉弦滑数。仍从清利湿热，清肝利胆治疗。原方继续用一剂。

病人发病多天，虽用西药，炎症得到控制，但有小热，胁肋疼痛，恶心纳呆，两目发黄，从六经辨证，则邪在少阳；从脏腑辨证，则邪在肝胆。足少阳为胆经，肝与胆相表里，所以病邪在少阳与肝胆，况早前有多年胆结石病史。从病邪辨证，早期为外邪，又饮食辛辣肥腻，则内生湿热。然而口苦溺赤、大便干结、脉弦滑数，都说明热邪已不在太阳而转少阳，治疗原则为清利湿热、清肝利胆，用小柴胡汤加减。而舌苔厚腻，是湿邪蕴积胆腑，加茵陈、佩兰化湿。湿与热结，如湿不除，热亦留恋不解，必去湿而热方易解。见肝之病，知肝传脾，故用薏米、云苓利湿而健脾。金钱草、海金沙、鸡内金为三金排石汤，治结石，此三药不可少。今早体温升高与停用西药、热结少阳有关，先泻少阳热结。改方。

方剂：大柴胡汤加减

方组：柴胡 15 g　　黄芩 12 g　　半夏 8 g（打）

枳实 10 g　　赤芍 12 g　　大黄 10 g

甘草 6 g　　黄连 6 g　　山栀 10 g（打）

用法：姜、枣引，水煎服，一日二次，饭前口服。

第三日诊

身热已退，体温 37.5 ℃，一日夜大便解两次，下干粪如羊屎，疼痛减轻。苔薄黄，舌质红，脉弦。守前法再进。原方继续用一剂。

第四日诊

今早已体温正常，胁痛已消失，胸痞恶心见轻，脉弦微松，有时感觉气提不上来，其他基本正常，此少阳热结已解，但肝气不疏，胆腑淤积，改方。

治则：疏肝理气，利胆消积

方组：金钱草 30 g　　　柴胡 12 g　　　当归 10 g

　　　鸡内金 10 g　　　郁金 10 g　　　金铃子 10 g

　　　炒枳壳 10 g　　　广木香 10 g　　　甘草 6 g

　　　生大黄 6 g

用法：十八副，回家煎服，每日一剂，煎二次，温服。

一个月后复查，胆内结石消失，食欲增加，诸症痊愈。

总结：本例病人先有风热外邪，入里后出现急性胆囊炎、胆石症（平素有胆结石），同属肝胆湿热。本用清热利胆之剂，但身热不退，仍有口渴、便秘溺赤、苔黄、脉弦数等一派热结少阳之象，因而重在清热通腑，佐以疏肝清热，便通热退，疼痛减轻之后，则改用疏肝理气、利胆消积之药。临床上，胆结石的病人很多，有急性发病者，有经年不发病者，大部分病人服中药都有明显效果，有的可以完全消失，但也有一点效果都没有的，对于服中药不理想的病人，可以使用缓攻，用金钱草泡水常服，适当冲服鱼石散，一两年后消失者也很多。

风热感冒转寒喘案

患者孙某，男，26岁。

夏至前到山上游玩，脱衣感冒，回家后下午出现头痛发热，鼻塞咽痛，无涕咳嗽，口渴，周身皮肤热，不欲加衣，自己在家服用备用西药两次，第二日早晨仍发热，症状不见好转。到诊所输液治疗一天，次日热退症减轻，又输液一天，已基本无热，唯咳嗽不减，少许白痰。中午搬货物后，感觉燥热，自觉感冒已差不多恢复了，遂在未食午饭前连吃雪糕三块，午饭后在空调房内睡至下午3点，起床后觉周身酸乏，咳嗽加重，服西药一次，晚饭时又食鱼虾。当夜10点左右，忽发哮喘，憋闷，喉中痰鸣，喘鸣迫塞，无热，唇青肢冷，心悸，冷汗津津。夜间到大医院就诊，诊为喘憋性肺炎、过敏性哮喘，住院治疗，因患者儿时两次哮喘均为我治愈，现十多年又复，家人住院期间要求配合中药共同调理，征得住院医师的同意后，给予中药治疗。

方剂：*小青龙汤加减*

方组：麻黄6g　　　川朴6g　　　陈皮6g

　　　干姜10g　　　姜半夏9g　　　茯苓9g

　　　细辛3g　　　甘草3g　　　生姜3片

　　　大枣10枚

用法：水煎，每日服二次，饭后温服。

第二日早诊

已明显见轻，原方不动，继续服用，连用十剂，诸症痊愈。

哮喘一病，虽有寒热之分，但以属寒者多，热者少。张仲景用小青龙汤治表证未解，心下有水气，或咳或利或喘者。我常用本方治新发咳喘，或素有咳喘突然感冒引发者，很有效。临床遇到偏于热邪内犯，兼见口干、面红者，加石膏24 g、黄芩9 g，虽见热象，或虽见汗出，麻黄、细辛照用；汗多加白芍、五味子，但酸敛之药早期不用；莫见发热、咳嗽便清热解毒，见喘而兼哮，就重镇平喘，欲求功与顷刻，殊不知有悖于辨证施治的法则，事实上也是辨证不确，用药不准，不可不知。中医治支气管哮喘，虽然也难于断根，但如施治得法，选方准确，近期疗效是肯定的。但久咳喘有他方。

凡年老体弱，数十年哮喘不除，遇冷则发者，这些人往往服药无数，遍请医生诊治，顽疾缠身，这种情况，不宜再用大剂急攻中药，当从脏腑虚实辨证治疗。

风寒感冒引发悬饮案

刘某，47岁。

患者平素体健，冬日因打球出汗后，未及时穿衣，受风寒，当晚恶寒发热，头痛，周身酸痛，咳嗽乏力，口淡不渴，在附近诊所用西药治疗，第二天仍发热咳嗽，遂输液治疗。两天后，汗出热退，头不痛，唯咳嗽加重，吐白痰，晚间看电视时，因家人引笑，连连暴咳，突然左肋胁内痛如撕裂，不敢大声说话，不敢使劲呼吸，自认为岔气，半小时后加重，胸闷，吸气困难，急到大医院就诊，经查为急性胸膜炎，住院治疗。四天后症状有所缓解，但仍咳唾引痛，胸闷。输液第四天时出现药物过敏现象，遂出院，家人来本院要求中药治疗。来诊时，咳嗽胁痛，行走缓慢，舌淡苔白，脉沉弦。

西医胸膜炎一般分干性、浆液性、化脓性三种，大多由结核菌感染所致。主证为胸闷、咳嗽、呼吸困难。中医讲本病属于悬饮、肺痈等。治疗要点是辨证用药。张仲景讲"太阳中风，下利呕逆，表解者，乃可攻之。其人絷絷汗出，发作有时，头痛，心下痞硬满，引胁下痛，干呕短气，汗出不恶寒者，此表解里未和也，十枣汤主之。"但因十枣汤过于猛峻，一般不可轻试，遂改方。

方剂：苓桂术甘汤加减

方组：桂枝 15 g　　白术 10 g　　瓜蒌 15 g

桑白皮 6 g　　甘草 6 g　　葶苈子 10 g

橘红 10 g　　半夏 10 g　　茯苓 15 g

生姜 3 片

服法：水煎服，每日二次，早晚温服。

基本上是治痰饮"温药以和之"的思路。胸膜炎系渗出性，本方很适用，疗效确实。苓桂术甘汤为治痰饮之要方、最平稳方。本方加桑皮、葶苈泻肺逐饮，半夏、瓜蒌化痰散结，橘红化痰行气，以加强苓桂术甘汤化饮逐痰之力。

第二日诊

服药后当夜自感胁痛减轻，咳嗽也有好转，效不更方，原方继续用。

第三日诊

诸症见轻，原方继续用一剂。

第四日诊

胁已不痛，唯咳嗽未愈，虽次数减少，但仍时时咳一二声，吐咸痰，或多或少，今早起床，大便溏，稍带黏液，泻二次，倍感少气。此攻伐所至，饮已消，急补脾益气，改方。

方剂：四君子汤加味

方组：人参10 g　　白术15 g（炒）　　甘草6 g

云苓12 g　　薏米15 g　　瓜蒌皮10 g

用法：水煎服，一日二次。

连用五日，诸症痊愈。

中西医配合治愈两例肺炎伴肺部结节病例分析

王某男性45岁，刘孩男性7岁，两患者均为冬季上呼吸道感染后，在例行 CT、磁共振检查后发现肺部结节。西药输液控制感染，配合中药内服治疗，一个月后复查，磁共振、CT 无异常，肺部结节完全消失。

例一

王某，男，45 岁。患者冬季发病，高热，咳嗽，伴有乏力厌食，时有盗汗，经本地县医院检查为左侧肺部感染，CT 示病侧肺门淋巴结肿大（既往未查过体）。输液三天不理想后到市医院治疗十五天，停用西药后来诊，改用中药辨证治疗。体温正常，唯有时咳，胸闷，乏力，多汗，面萎黄，舌淡苔薄白，脉弱微芤细。影像检查示仍有肺部阴影、结节存在，为风邪时毒袭表侵肺所致，肺气阴两虚。

治则：补脾气，滋阴润肺，化痰结

方剂：补中益气汤加减

方组：柴胡 5 g　　　升麻 5 g　　　人参 12 g

　　　白术 10 g　　　生黄芪 30 g　　桔梗 6 g

　　　麦冬 10 g　　　甘草 6 g　　　大贝 15 g（打）

　　　陈皮 5 g

用法：姜、枣为引，三剂，水煎服，一剂煎二次，早晚温服。

方解：少用升、柴者，助人参、黄芪提升气，防邪陷，又能补气；白术配参、芪健脾气，培土生金；麦冬、甘草甘寒滋润，又防参芪之温过度；大贝化痰结、止咳，为主药，故量略大；少用陈皮既能健脾，又行气滞。

第二诊

病人服药后，胸闷、少气乏力明显减轻，但仍咳嗽，有少许白咸痰，每咳嗽一阵，即身有汗出，不咳嗽时无汗，饮食欠佳，二便尚可，脉不芤，但仍细弱。此脾肺气虚，当培土生金，原方重用黄芪 60 g、炒白术 30 g，又三剂，用法同上。

第三诊

今早病人来诊，诸症见轻，胸不闷，周身有力，饮食有加，唯时时咳嗽，吐白痰少许，脉比之前有力，症已见轻，效不更方，原方继续用十剂，煎服同前。

第四诊

病人已基本不咳嗽，无痰，饮食正常，诸症消失，又进四剂以固之。

第五诊

上方用二十副后，到大医院复查，肺部炎症消失，肺部结节也消失，症状全部消失，至此停药，回家保养。

分析：风邪时毒侵犯卫表，致肺胃不宣，故早期咳嗽、高热，一派风热表证。温邪上受，首先犯肺，时毒入肺经，西药输液后症状控制，已无热，此时表邪已解，唯咳、乏力、盗汗、厌食，此明显为肺胃阴灼，阴津亏而气随之耗，故气阴两虚、余邪毒留于肺部，因正气已损，不能抗邪，故结节生。当扶正气，祛邪散结，于大量气阴双补药中，稍加一味散痰结之物，故而得愈。

例二

刘孩，男，7岁。患者冬季发病，高热39℃伴咳嗽、胸痛，时哭闹，厌食，唇干红，苔薄黄，白睛红，脉数微浮，大小便可。县级医院CT检查示肺部感染伴有病侧肺部结节，来本院治疗。入院后除常规输液治疗外，配合中药同时内服。来诊时，已发热两天，高热面赤，时有汗出，咳嗽，胸闷而烦，口渴喜饮，舌质鲜红，苔薄黄，脉浮数。辨为风温袭表、肺胃不宣。

治则：辛凉解表，宣发肺卫

方剂：麻杏石甘汤加减

方组：麻黄5g（炙）　石膏20g（打）　杏仁4g（去油）
　　　甘草3g　　　　鱼腥草10g　　　川贝6g（打）

用法：水二碗，煎成一碗，分四次，一日内服尽，温热服。

方解：麻黄、石膏相配，辛凉解表之功最强；杏仁降肺之逆气必去油，否则小儿用之必滑泻；甘草调和；鱼腥草为治肺痈要药，配川贝清肺、止咳、化痰，又消痰结。

第二日诊

今早体温 38.5 ℃，咳嗽以干咳为主，口渴，面色不太红赤，脉仍浮数，早饭后因咳嗽呕吐一次。此肺卫之热太盛，原方加石膏至 30 g，煎服如前法。

第三日诊

一夜体温 38.5 ℃，早起饭后出汗一次，体温降到 37.5 ℃左右，口干渴减轻，仍咳嗽，时感觉咽中痒，饮水稍缓解，脉细数，小便黄，大便可。此表邪已解，肺热伤阴，麻黄减量用 3 g，石膏减量用 10 g，继续用一剂，煎服如前法。

第四日诊

今早已热退身凉，口不渴，早饭食米粥一碗，无烦躁，但咳嗽比前几天有加重现象，此肺阴不足，失其濡润，宣降失司，原方加麦冬 10 g、沙参 10 g，一剂，煎服如前法。

邪郁肺经，不得宣发而咳嗽或咳喘者，不可用枇杷叶、五味子等，过早收敛，邪必不得出，而易缠绵不解致久病。

第五日诊

今早咳嗽减轻，一夜咳嗽三次，喉痒消失，证已见轻，效不更方，原方继续用一剂。

第六日诊

咳嗽已愈一半，一夜未咳，唯病多天，体乏，食欲不佳，以肺部为急，原方不变，连用四剂，上方用十天后诸症消失，唯肺部结节未消失，此时病儿除厌食、乏力、少许咳嗽外已无其他症状。遂改方。

治则：扶正祛邪，培土生金

方剂：四君子汤加减

方组：西洋参10 g　　白术5 g　　云苓5 g

　　　甘草3 g　　　桔梗6 g　　穿山龙6 g

用法：煮150毫升，一日分四次温服。

方解：四君子补脾益气，使土旺金生；用西洋参且不可用红参，因温热之后必然伤阴，西洋参补气而又甘凉，无伤阴之燥；桔梗为肺家要药，行痰提气，使药入肺经；穿山龙入肺、肝经，有止咳化痰，活血散结之功。全方共奏补脾益气、化痰散结之功。

第十一日诊

患儿诸症消失，已无咳嗽，饮食有进，精神很好，遂出院，带中药回家，继续服用。基本未更方，服用一个月后，到医院复查，CT查肺部炎症消失，肺结节全部消失。

通过这两例病人，可以明确知道，肺部结节是可以治疗的，既要知道有结节，但也不要只着重软坚散结，仍然要根据病人发病的情况，加以辨证，用纯中医的理论准确用药，如果只知软坚散结，那就是西医化的中医了。

其他案例

风寒感冒反复咳喘（慢性支气管炎）

咳嗽痰喘常有，反复发病，多年不愈者，特别是老年人，连很多老前辈医家都认为不能根治，现在社会医者、病人大多图速效，而忽视根本，长期吸雾、吃西药、打针，只能缓解一时，久而久之，每年发病，一年比一年加重，年老元气衰败时，常有因肺心病而死亡者。据我多年临床经验，总结已根治的 300 例案例，发现本病无论年老年轻，虽感冒咳嗽，前三天一定不要用止咳、镇咳剂，特别是枇杷叶、罂粟壳、五味子，以及西医的中枢镇咳药等。其发病特点与治疗经验、方法有以下几点。

一、发病特点

1. 每次感冒治疗不彻底，特别是咳嗽未痊愈即停药。

2. 每次咳嗽即用止咳药，从不用中药调理。

3. 从不忌口，特别是烟、酒、肉、咸食（空气污染难避）。

4. 每次感冒即咳嗽，并未引起注意，或每到一个季节即发病，不当回事，不及时治疗，有些甚至迁延数年。

二、治疗经验

1. 每次发病，应及时治疗，拖延几天再治疗，恢复就慢。

2. 每次发病，特别是重发作时，及时入院治疗，高热、喘憋，特别是严重缺氧时，需先用西药快速缓解症状，同时配合中药调理，中西医配合，待症状基本缓解后，停用西药，中药此时一直不停，无论是一个月、两个月、三个月，直到病人无任何症状才可停中药，然后进入保养状态。

3.保养目标是三年不发病，即每一发现受凉，即使微咳，三天内必须赶紧使用中药。每次发病，一定服药至完全痊愈后再停药，直待三年后感冒不再咳嗽，方为病已断根。

三、治疗方法

本病一般有反复发作史，初起多在表，在发作期多挟外邪，迁延期多属痰湿，缓解期多责肺、脾、肾虚。外感六淫从口鼻或皮毛入，肺气被束，失其肃降，上逆为咳。内有失调，脾不健运，聚湿生痰而犯肺；或肾不纳气，成喘成痰；甚或肾阳不足，气失摄纳，水泛为饮，冲塞气道。

1.感邪初期

多因外感风寒，症见鼻塞流涕，咳嗽胸满，咳而呕沫，或咳而吐清痰，头痛身痛，恶寒怕风，无热，舌淡苔薄白，脉浮或浮紧，总宜解表祛邪。

治则：辛温解表，宣肺止咳

方剂：小青龙汤加减

方组：麻黄6g（炙）　　桂枝6g　　白芍10g

　　　姜半夏6g　　　　细辛3g　　干姜6g

炙甘草 6 g　　　　　紫菀 15 g　　款冬花 12 g（蜜炙）

用法：水煎服，每日二次，饭后温服，盖被取汗。

切记初剂必须出汗，小儿、老人发汗要轻，少量频服，汗出即止。汗不得出者，以仲景法，食热粥一碗以助之。

按语：本方原为解表化饮，平喘止咳而设，其风寒客表，素有水饮内停，表寒内饮，以麻、桂疏散宣肺；桂、芍、甘草调营和卫；干姜、半夏、细辛温中降逆化饮；五味子酸收，早期不用，表解后用，温散水饮，表里双解，实为佳方。有慢性气管炎者，感受外邪，引动宿疾，本方可谓为常用方，多年来，屡屡获验。又有个别病人病有化热，临床多见内热外寒者，本方毕竟偏于温散，故近年来每用之则重加生石膏先煎，取其解肌透热之力，佐以冬花止咳，又敛肺气而不涩肺气。

2. 中期

表解后，中期有热化、寒化两种，重点调理肺脏。

（1）寒化

主要表现：无热，无表证，唯咳嗽痰多，胸闷，脉多沉滑。

方剂：三子养亲汤加减

方组：萝卜子 10 g（打）　　苏子 15 g（打）

　　　白芥子 6 g（打）　　　橘皮 9 g

　　　茯苓 10 g　　　　　　姜半夏 12 g

人参 10 g　　　　　　甘草 6 g

用法：水煎服，每天二次，早晚服。饭后温服。

本方是治慢性支气管炎有效方剂之一，尤其适合老年人。在使用西药喷雾剂、平喘药、激素等，多日不能控制病情，且有咳嗽胸闷，痰多白黏，呈白泡沫状，动则汗出，喘息，心下饱满不食，或少食即饱，六脉沉滑，可用此方。其中萝卜子消食除胀，苏子降气降痰，白芥子温肺化痰，此三子能降肺中逆气，从肺下胃自大肠而出，有经验的老中医都知道用此三子后，个别病人可出现泄泻，或泻下如涕之黏痰；合化痰之主方二陈汤，纵有万般胶痰也能化利；气行痰湿方行，故加人参、甘草补气助行，通利滞阻之气机，降上逆之肺气，平喘，除痰饮之胶着，祛痰涩之壅盛。方中诸药，皆可酌情而定，气虚、阳虚重用参、桂、干姜，老年之人多加之。

（2）热化

病人表证解后，唯咳嗽黄痰，胸闷胁胀，动则喘而气促，久咳难愈，甚则咳吐脓痰，口干不欲饮，夜间心烦不能仰卧，舌质红，苔黄腻，脉滑数，此为痰热郁肺。

治则：清肺化痰，少用止咳

方剂：麻杏石甘汤加减

方组：麻黄 6 g（炙）　　　杏仁 9 g（炒，打）

石膏 15 g　　　　　桑白皮 15 g

前胡 12 g　　　　　百部 15 g（蜜炙）

海浮石 15 g　　　　紫菀 20 g（蜜炙）

黄芩 6 g（酒炒）　　鱼腥草 30 g（后下）

地龙 10 g　　　　　甘草 6 g

用法：水煎服，每天二次，早晚温服。

本病先由受风受寒，后转热化，多由痰热郁肺，而至肺失清肃，我临床常使用此方，获验良多。此方以少量麻黄宣发肺气，桑皮、杏仁降气平喘；百部、紫菀、前胡解表镇咳；海浮石化痰结最速；地龙活血化瘀，有清热化痰止痉的作用，合黄芩、石膏，清泻上焦热。诸药合用，大有清肺化痰、降气止咳之效。最重要一味鱼腥草，此药治肺痈最不可缺，能治咳血吐脓，对近年来小儿化脓性肺炎确有良效。

3. 后期

多为感冒愈后的恢复期，有以下几种。

（1）痰饮咳嗽

主要症状：久咳不已，痰多清稀，便溏厌食，心下满闷，周身乏力，舌淡苔薄白，脉缓滑。

方剂：二陈汤加味

方组：姜半夏 12 g　　陈皮 10 g　　茯苓 15 g

　　　细辛 3 g　　　五味子 3 g　　干姜 10 g

甘草 10 g　　　　人参 12 g　　　白术 16 g

　　用法：水煎服，每日早晚各一次，饭后温服。

　　本方是二陈汤、四君子汤、苓甘五味姜辛汤三方合一。脾不运而湿气生痰，故首用四君子健脾助运，二陈专化痰饮，合干姜、细辛辛开，少用五味收敛肺气，使痰饮得化，脾健气旺，培土生金，肺气自然易于恢复。

　　（2）痰饮咳喘

　　症见咳嗽轻，每咳即喘不得续，咳出几口黏痰即轻，伴胸闷气短，厌食乏力，大便不实，时有腹胀，舌淡苔白腻，脉沉滑。

　　方组：桔梗 10 g　　　　半夏 10 g　　　陈皮 12 g

　　　　　百部 15 g（蜜炙）　远志 12 g　　　前胡 9 g

　　　　　云苓 20 g　　　　　杏仁 6 g　　　甘草 10 g

　　　　　海浮石 10 g（后下）

　　服法：生姜三片为引，水煎服，每日早晚各一次，饭后温服。

　　痰饮之邪已变胶固黏痰，阻塞气道，吸气不畅，故而咳即喘，吐痰后轻，虽有气短乏力，但以化痰行气为急，一般用上方化痰后，咳痰明显减少，仍当培土生金，补脾益气。

　　（3）肺虚咳嗽

　　症见咳嗽，少痰，每咳而汗出津津，或遗气，气随咳出，有少许清涕，畏寒肢冷，小便清长，大便溏，短气懒言，口淡不渴，舌淡苔薄白，脉浮虚。此肺气虚，不能抗邪，而至肺失清肃。

治则：补气止咳

方剂：苓甘五味姜辛汤加减

方组：人参 15 g   白术 12 g（炒）   黄芪 30 g（炙）

       山药 15 g   干姜 10 g   五味子 6 g

       甘草 6 g（炙） 细辛 3 g   大枣 10 个

用法：水煎服，每日二次，饭后温服。

方中人参、白术、黄芪、炙甘草，此四味乃补气之主药，白术合山药有补脾生金之力；干姜、细辛味辛入肺经，引诸药归肺，辛开温散，为去肺中寒饮要药；五味子、大枣合用缓虚敛气，肺虚咳而遗气不收者用之，往往三副之内必效。

（4）脾虚咳嗽

症见咳嗽，咳而呕恶，痰多，心下满闷，腹胀厌食，便溏身乏，舌淡苔薄白，脉沉滑缓。此脾虚不运，至生痰湿，传于子肺，而肺失清肃，脾为生痰之源，肺为贮痰之器，此子母不能协同，故脾不运而腹胀厌食，肺不利而咳。

治则：健脾补肺，利湿止咳

方剂：三子养亲汤加减

方组：苏子 10 g（炒，打）   白芥子 6 g（打）

       莱菔子 6 g（打）   云苓 15 g

陈皮 15 g　　　　　　　炙甘草 10 g

人参 30 g（单煎）

用法：水煎服，人参单煎，先服半小时后，再服前药攻之，每日早晚各服一次。

方以三子治肺，作用如前述，苏子功在降气化痰，白芥子温肺化痰，莱菔子消食化痰除胀，三子合用，治胸腹闷胀不舒，对于慢性支气管炎偏于痰逆兼湿者，疗效颇好，主治气道为痰浊阻塞，咳嗽急促，脾不能升其清气，肺不能降其浊气，似喘咳带痰；炙甘草温中以降气逆；重用人参者大补脾肺之气，而先服者，不与他药相佐，直达其所，培本扶元；陈皮、云苓可宣肺利水，宽膈消胀。诸药合用，祛邪、扶正并举，疏纳并用。

咳嗽咽干，偏于热者，去白芥子；偏于体质虚弱，又无食滞胀满者，去莱菔子。

（5）肾虚咳喘

主要症状表现：动则咳喘，呼多吸少，咳则有汗，每咳必遗尿，特别是妇女，面目浮肿，或下肢浮肿，腰酸痛，肢冷畏寒，小便少，舌淡胖，苔白，脉沉滑迟。此肾阳虚衰，下降的肺气不能纳入肾中，肾阳不温，水不气化，反逆肺中，咳嗽而喘，水液上失肺气调节，下失肾阳温化，水液停留，阻塞阳气运行，故腰酸肢肿。

治则：温阳利水，补肾纳气

方剂：金贵肾气丸加味

方组：熟地 15 g　　　　山萸肉 10 g　　　　山药 30 g

　　　泽泻 10 g　　　　丹皮 10 g　　　　云苓 15 g

　　　肉桂 10 g　　　　附子 4 g（炮）　　　人参 15 g

　　　核桃仁 30 g　　　蛤蚧粉 10 g（冲服）

用法：水煎服，每日二次，饭后温服。

金匮肾气丸治肾阳虚衰，并无一味治咳之药，但肾阳虚衰之咳喘非此不回天，再合人参大补元气，以增补力；重要一味核桃仁，此药敛肺定喘，补肾纳气，合蛤蚧直引药入肾经，无此二药则力减一半。我常用此方治伴心、肾、肺功能衰弱的慢性咳喘病人，常有良效。

中医治疗小儿抽动症的分析

小儿抽动症发病跟先天因素无关，皆为后天所得，根据临床治愈。

共收集 346 例小儿抽动症患者，总结典型病例用中医药辨证治疗的方法，其中肝阴虚动风型 32 人，心肝火旺型 278 人，脾湿不运型 36 人。对症用药治愈 340 人（症状全部恢复），基本痊愈 6 人（明显见轻，抽动次数减少，但未全部恢复），其中 90% 为 2 ~ 6 岁患儿，10% 为 6 ~ 10 岁患儿，观察大部分原因为玩手机、打游戏，长久看动画片所致，少数患儿感冒发热后出现，发病1个月内最易治，3个月以上恢复慢，半年以后难治，故建议早期治疗。

例一　心肝火旺

张孩，男，8岁。

患儿为二年级学生，由祖父母带大，父母经商，平时只有早晚在家，疏于管教，物质生活很充足，基本一要就买，自小就各种玩具、平板电脑等不缺。上学以后，少有约束，近几日因玩游戏多日，出现挤眉弄眼，遂到大医院诊治，带西药回家口服治疗。治疗多日后，症状有所好转，后又发现患儿偷玩手机，被父亲打了一次，第二天出现挤眉弄眼加重，并伴有摇头抖肩，嗓中不适，可能与昨天哭闹有关，其父因考虑西药多有镇静作用，遂来请中医诊治。患儿来时，挤眉弄眼明显，平均3～5分钟即出现一阵，一次挤眼约5～6下，摇头抖肩约半小时出现一次，每次2～3下，饮食基本正常，精神正常，舌质鲜红，苔薄黄，脉弦数，左手明显。小儿出现的心肝火旺，大多为情志所致，无论玩手机、打游戏进入剧情后会出现情绪人物化，随剧情起伏而心中急躁，久注目于屏，加之光线忽明忽暗，自感眼不适时，必眨眼几下，或咽中不适、干噎、咳，或嗯嗯几声，擦嘴几下，或头累摇几下，或肩累抖几下，久而久之，父母发现时已出现了多种不适的抽动症状。此病皆因急躁而肝郁生火，心为肝之子，母病及子，故多脾气急躁。肝火过旺必动内风，肝脉布颠顶而开窍在目，故而头摇、挤眉弄眼。

治则：平肝潜阳，滋阴降火

方剂：羚角钩藤汤加减

方组：羚羊角 1 g（冲服）　桑叶 10 g　甘草 3 g

　　　石决明 6 g　　　　菊花 6 g　　钩藤 10 g

　　　枸杞 6 g　　　　　黄连 3 g

用法：带三副回家煎服。每一剂，用水二碗，煎成一碗，每次服一酒盅（约 30 毫升），两小时服一次，温服，睡后止服。

方解：羚羊角配钩藤平肝熄风；石决明配黄连既镇肝阳，又清心火；桑叶、菊花轻清之剂，清其上窍，甘草、枸杞相合，既补肝之虚，又缓脾防肝之侵。全方共奏平肝潜阳、滋阴降火之功。

第五日来诊

症状明显见轻，自述眼睛很舒服，挤眉弄眼减少一半，但摇头抖肩未见效果，原方带二副，继续服用，煎服如前法。

第九日来诊

患儿挤眉弄眼已消失，抖肩摇头也有所好转，原方去重镇之石决明、苦寒之黄连，加党参以补中气，扶正祛邪，带三副回家，继续服用。

第十四日诊

来诊时，患儿诸症均已消失，停药，嘱其家长时时监测，以防小儿偷玩手机、电脑游戏，放学后多带孩子到室外运动，即可防止复发。

例二　肝阴虚动风

周孩，男，9岁。

患儿平素身体消瘦，一有不顺，即暴跳哭闹，摔砸物品，好食炸鸡、肉串等辛热炙物，特别热衷于动画、游戏等，因家中房间小，与电视距离太近，7岁时查出近视眼，家长未做康复即过早配眼镜，并且发现每年度数都有增加，患儿一说看不清楚，到医院一查度数又增高一点。今年暑假与表兄在家连续玩游戏一周，后发现摇头、挤眉弄眼，时时嗓中咳一下，家长发现时，已有多天，因邻居孩子为我治愈，经邻居介绍来诊。来诊时，除以上症状，家长还告知病儿近几日视力下降，睡时不安，时而惊醒，手足有抽动现象。看舌淡红苔薄白，大便可，晨尿微黄。

症候分析：以此种证型直接发病的较少，大多因心肝火炽诊疗不当，病久迁延而成。症见挤眉弄眼、探嗓、摇头。心肝火炽，久而不愈，必耗阴血，加之体瘦，本阴血不足，阴不制阳，故而肝风久不能得制，造成疾病迁延不愈。

治则：滋阴平肝，熄风止痉

方剂：四物汤加减

方组：当归 6 g　　　生地 10 g　　　白芍 10 g

　　　天麻 10 g　　　钩藤 10 g　　　甘草 6 g

用法：一剂，用水三碗，煎成一碗，连煎二次，每次服 40 毫升，每两小时服一次，温服。

方解：当归配生地凉血又补充阴血，白芍敛肝，合天麻熄风，加钩藤止痉，甘草甘缓和脾，调和诸药。全方共奏滋阴平肝，熄风止痉之功。

第三日诊

一剂用了三天，患者挤眉弄眼稍轻，头摇及嗓中吭吭未见效果，视力仍模糊，眼睛有黏涩的感觉，擦之不尽，原方继续用一剂，煎服如前法。

第六日诊

患者挤眉弄眼已愈一半，头摇见轻，但仍嗓中吭吭，一派不利索的感觉，暂不更方，原方拿二副，继续煎服。

第十三日诊

一早来诊，患儿已无挤眉弄眼，头亦不摇，舌质鲜红而少津，干而涩，苔薄黄，脉数微细，此水不涵木，肝火又冲胃咽，改方滋水涵木，清胃利咽，原方去平肝之天麻、钩藤，加黄柏 6 g 以滋阴降火，加枸杞 10 g、何首乌 10 g 补肝血，桔梗 3 g

以利咽喉。一剂，回家煎服。

第十六日诊

今早来诊，患儿病已愈大半，唯咽中不利，原方继续用一剂，煎服如前法。

第十九日诊

患儿今早来诊，诸症痊愈，所有症状均消失，嘱其家长控制保养。

例三　肝郁脾湿不运

栗女，7岁。

患儿自小爱食汉堡、鸡柳、可乐等垃圾食品，7岁孩子，竟然55公斤余，加之平素扁桃体肥大，夜间打鼾，似鼻咽不利。今年上小学，因孩子不愿上学，被其母呵斥，情绪不佳，逃学两次，被父亲打了一次，近几日感冒痊愈后（在家自服西药）偶尔咳嗽，有时嗯嗯两下，似有痰，遂到当地乡医院检查，胸片示支气管炎，在医院输液治疗，连续治疗五天后，病情仍不见好转，经别人介绍来我院，请中医科诊治。

病人来时，症见咽喉不利，嗯嗯吭吭，似咳非咳，并有少量清痰，舌淡苔薄白，大便时溏，小便清。

症候分析：多见于肥胖小儿，过多食用肥甘、寒凉、饮料，造成脾湿不得运化而生痰，忽遇家长怒斥而肝郁，挟痰上冲咽喉，加之感冒外邪，肺气不利，故气郁，痰湿郁积鼻咽而成此病。此时外邪已解，只需调里即可。

治则：疏肝健脾，化痰利气

方剂：逍遥散加减

方组：柴胡 6 g   白术 10 g   云苓 10 g

    甘草 3 g   半夏 4 g   陈皮 6 g

    生姜 3 片

用法：一剂，用水三碗，煎成一碗，每服 40 毫升，两小时服一次，温服。

方解：柴胡、陈皮疏肝理气，白术、云苓健脾利湿，半夏为化痰要药，少用甘草调和。全方简要，但疏肝化痰之力非常。全方共奏疏肝健脾、化痰利气之功。

第三日诊

一剂用了三天，患儿服药后症状明显见轻，原方不动，继续服一剂，煎服如前法。

第六日诊

自服药以来，一天比一天见轻，现已基本不咳，有时嗯嗯两下，一天约 3～4 次，但每早晨起后吐痰很多，大多清稀。此脾为湿困，于原方加薏米 10 g 健脾利湿，车前子 10 g（炒，打），使水湿之邪一路荡涤，用一剂，回家煎服。

第九日诊

小儿诸症已痊愈，嘱其家长清淡饮食。

中医治疗银屑病的临床观察

银屑病近几年多采用纯中药内服、外用的方法治疗，以期治愈或缓解。根据中医辨证施治对银屑病患者进行分析：血燥受风者滋阴润燥，祛风止痒；湿热溢表者清利湿热、燥湿杀虫；湿毒溢表者利湿解毒，表里两清；风热袭表者辛凉透表，祛风止痒。

例一　血燥受风

曾某，男，38岁。

患者自三年前出现过敏性荨麻疹，在当地医院治疗两个月后转慢性荨麻疹，每次发病几乎都用激素与抗过敏西药治疗，两年后渐渐痊愈。2016年春与朋友一起出游，一周之内，连续饮酒，食用海鲜，回家当晚泡澡，第二日早起，周身出现皮肤瘙痒，个别地方出现红色丘疹，大小不一，以为吃海鲜过敏，口服西药治疗，三天不效，后发现丘疹慢慢扩散，变平，出现白色脱屑，根部鲜红，遂到其他皮肤专科治疗，因有朋友告知使用西药不能根治，遂来我院请中医诊疗。

来时症见皮肤干燥、痒，抓之脱屑增多，时抓时脱，皮疹大小不一，分布不均，呈片状扩散，屑白，屑下皮肤鲜红，暮卧之时烦痒明显，痒甚难眠，伴有口干、心烦，有时有手掌心干燥的感觉，晨尿黄，大便头干。舌质淡黄，苔薄黄，脉细数。

症候分析：病人三年前已有阴虚燥热之根，今饮酒，又发疹之物食之甚多，泡澡后风邪趁毛窍开而侵袭，闭塞毛孔，郁为丘疹，因热蒸而皮渐渐干燥，发为风癣，口干心烦、手心干热乃阴虚内燥，暮卧烦痒为热扰心神，诸痛疮痒皆属于心也。

治则：滋阴润燥，祛风止痒

方剂：沙参麦冬汤加减

方组：桑叶 15 g　　沙参 15 g　　麦冬 10 g

　　　生甘草 6 g　　生地 15 g　　丝瓜络 12 g

　　　蝉蜕 12 g　　防风 10 g

用法：六剂，水煎服，一日二次，温热服。

第七日诊

病人服完六副药后，自感瘙痒明显好转，口干心烦也见轻，皮疹未见消失，原方不动，继续服用，又用六剂，回家煎服。

第十三日诊

病人服完药后，瘙痒、口干心烦已消失，已见皮疹自周围向里缩小，效不更方，原方带十剂，回家继续服用。

第二十四日诊

病人皮疹已消一半，皮屑明显减少，原方带十五副回家继续服用。

第四十日诊

大片皮疹已消失，只有小片未完全消失，头发内多一点，原方带十五副，回家继续服用。

第五十六日诊

患者皮疹已全部消失，但皮疹消失后，根盘出现苍白色，此阴血不充之故，去防风，加当归12 g、熟地15 g，带十五剂回家煎服。

第七十二天诊

患者诸症消失，皮肤已完全恢复正常，嘱其忌食辛辣、发物一年，常喝桑叶茶保养。

总结：素有阴血不足而生燥热，复受外风，邪不得泄，郁于表，风盛则干，热则燥而生疮癣。

桑叶、丝瓜络祛风邪于表络，合蝉蜕辛凉透表，使邪自表出；沙参、麦冬、生地甘寒滋润燥，补阴而降虚火，配生甘草使热邪从小便出；稍加甘温之防风，一防甘寒过度，二合桑叶、丝瓜络、蝉蜕共奏解表祛风之功。诸药合用，有滋阴润燥、祛风止痒之效，阴血得滋，外风得解，皮肤得阴血则滋润而不燥，风散则不痒。

例二　湿热溢表

王某，男，43岁。

患者为农民工，多年从事建筑行业工作，泥里水里，经常一天一身土，有时一天劳累后，只想吃点饭赶紧睡觉，几天不洗澡是常事，平时爱食辛辣，每天下工后需喝点酒以缓解疲劳，经常出现皮肤瘙痒、湿疹、日光性皮炎等。近几日忽然周身出现红色丘疹，瘙痒难忍，有时抓破微痛，流清澈水液带血，结痂后仍瘙痒不止，周身如掉进麦糠中。初认为泥土等过敏，回家在本村医务室口服西药与外涂药膏治疗，一周不效，并且发现丘疹周围皮疹向外扩散，大小不等，遂来我院治疗。

来时症见皮疹成片，中有小丘疹如粒，有脱屑抓破丘疹，流清澈水液，伴口舌黏腻，心烦，有时感觉身痒如虫行，搔破结痂，小便黄，大便时溏，舌质红，苔黄腻，脉滑数。此湿热之邪溢出于表，卫表失于濡润。

治则：清利湿热，燥湿杀虫

方剂：二妙散加减

方组：苍术 10 g　　黄柏 15 g　　地肤子 10 g

苦参 6 g　　甘草 6 g　　车前子 10 g

白鲜皮 10 g

用法：取五剂带回家煎服，每日一剂，煎煮二次，分三次，饭后温服（不用外涂药膏，因为含有激素成分，见效虽快，复发亦快）。

第六日诊

患者服完五天后，感觉瘙痒见轻，皮肤未再有新的丘疹出现，原方不动，继续服用，又拿五剂，回家煎服。

第十二日诊

患者瘙痒已轻一半，皮疹见消，丘疹虽未消失但已见消平，心烦口黏苦均见轻，原方继续用五剂。

第十八日诊

周身丘疹先发者已消一半，后发者也见扁平，皮疹比之前颜色变轻，既已见效，效不更方，原方又拿十副，回家继续服用。

第二十九日诊

患者周身丘疹基本都已消失，口腻心烦已痊愈，唯皮疹未消失，此湿热之毒已解，但皮肤被湿热之邪灼伤，阴血不能滋养，皮干红而有屑，原方去苍术、苦参之燥，加生地 30 g、当归 10 g 以滋阴凉血，带十五副，回家煎服。

第四十五日诊

患者皮疹已消退三分有二，周身最先消失的是躯干部分，四肢仍未完全消失，原方继续用，拿十五副，煎服。

第六十一日诊

病人全身皮疹已全部消失，其他症状也消失，恐其反复，又用六副固之，除让其忌口外，又让病人每日用葛根 10 g 茶杯内泡水，饮半年以解酒毒。

总结： 湿热之邪蕴积阳明，土生金而邪传于子，使湿热溢与表皮，而生癣痒之病，久癣则生虫。苍术健脾胃，又能解表，使湿邪从表里双解，配黄柏、苦参，既燥湿又清热，白鲜皮达表，降肝胆湿热，合甘草调诸药之苦寒伤胃，车前子使湿热之邪从小便而出，共奏清热利湿，燥湿杀虫之功。

例三 湿毒溢表

蒋某，男，57岁。

患者自二十年前即有股癣，三年前周身出现少量散在皮疹，因一直酒肉不断，每日约一斤酒，并且嗜食辛辣，虽经常用药治疗，但病情时好时坏，每夜痒甚，抓破方舒。近三年来，股癣已增大至约20厘米，增厚，根红有皮屑，边缘不规则，抓之发热，抓破后流水，个别脓疱感染，每饮酒后半小时皮肤红赤加重。三年来，经多家医院，各种方法治疗，均不太见效，有时激素有效，但停药后复发比先前更重（可能跟忌口不严有关），因本村有我院治愈的三例病人，经他们介绍来诊。来时症见皮肤有大片不规则皮疹，皮损严重，每抓必破，抓破后有湿黏性分泌物，流血方感心中舒畅，有皮屑，屑下皮肤暗红，伴关节肿痛，病变处皮肤增生变厚，口苦口干，有时口中黏，有口臭，心烦，暮卧不安，小便黄，大便溏，舌质暗红，苔黄厚腻，脉滑数。此湿热生毒，热毒浸淫皮肤。

治则：利湿解毒，表里两清

方剂：七味土茯苓汤加减

方组：土茯苓15 g　　银花15 g　　白鲜皮10 g

　　　甘草6 g　　　连翘12 g

用法：五剂，带回家煎服，一剂煎二次，早晚饭后温服，嘱其严格忌食所有辛辣食品、鱼虾海鲜及各种酒类。

第六日诊

患者服后，觉皮肤热稍见轻，其他如前，夜间加重，顽疾年久，暂不更方，原方继续用五剂。

第十二日诊

黏性分泌物减少，个别地方有结痂现象，其他症状如前，特别是大块较厚的，抓之仍不能解痒，劳动汗出时痒更甚。此湿热之毒久积卫表，壅滞气血，原方加桃仁 10 g 破血化滞，带十副回家煎服，同时加用中药煎液泡洗，以宣通卫表，清泻壅毒。

方组：苦参 100 g　　　　　蛇床子 50 g

黄连 100 g　　　　　黄花子 120 g

浮萍 100 g（大叶紫背者）

用法：每日用一副，放大锅内，水煎二桶，倒浴盆中温热泡浴，直至出汗，忌风。

第二十三日诊

患者用完十天的药后，症状明显好转，疹面基本无黏水、脓疱，个别结痂已退掉，夜间烦躁减轻，关节不肿痛，皮疹有变薄的倾向，但口干苦、口臭仍有，皮疹大块者鲜红不消，脉仍滑数，既已有效，原方不动，又用十五剂，带回家煎服，外洗如前。

第三十九日诊

患者复诊，见小片 1 ~ 2 厘米的皮疹已消失，但大片仍未消，又带十五副回家煎服，外洗如前。

第五十四日诊

今早患者大喜，大片皮疹已见消退，皮屑减少，红色变淡，厚皮变薄，但有时有燥痒，二便正常，现脉数而细。此热毒已解，阴液有亏，原方去土茯苓，加生地 30 g、麦冬 15 g，甘寒滋润，又用十五剂，外洗药照用。

第六十八日诊

患者大部皮疹已消失，根盘淡红，个别发白，只有数个如一元钱大小的皮疹，原方继续用十五剂，外洗药停用。

第八十三日诊

患者周身皮疹已完全消失，口干苦等症状也都消失，此时病已痊愈，停药、忌口一年，嘱其常用银花泡水代茶。

总结：湿热蕴积于阳明，累及肝胆，久必生热毒，母病及子，而发为疮癣，流注筋脉关节而肢节肿痛。土茯苓为治湿毒要药，能搜筋脉之湿毒，消肿解毒，合甘草清火毒，使湿热毒邪由小便出；连翘合白鲜皮解毒，使表中湿热从外而透。

例四　风邪袭表

张氏，27 岁。

患者六年前因化妆品过敏，满脸红肿瘙痒，经抗过敏治疗后，出现面部脱皮，后渐渐出现皮肤潮红，半年方愈，但每年春天桃花开与杨树毛多时即出现面部成片发红，瘙痒，春季过后基本恢复正常。今春又到发病季节，这几日因乍暖脱衣，忽然发热，咳嗽流涕，特别是咽喉红肿，有少许化脓现象，在家服西药一天不效，遂到小区医务室输液治疗，约五天后基本控制，感冒症状消失。第二天早晨起床后，周身瘙痒，全身出现红色丘疹，分布不均，起初认为是抗生素过敏，故又输液抗过敏治疗两天。两天后丘疹慢慢扩散，变平，如钱状，大小不等，皮疹上有皮屑脱落，有时瘙痒，时有个别丘疹出现，后到大医院皮肤科确诊为银屑病，治疗期间内服西药、外涂药膏，二十多天不见效果，但此时病情已进入稳定期，未再有新的丘疹、皮疹出现，经朋友介绍，停西药来请中医治疗。来时症见皮疹表浅，脱白色屑，屑下皮疹红或微红、微痒，皮疹如钱状，但很小，大多为圆形，皮肤时有燥热，每天下午时有咽微干、口干，舌淡红苔薄黄，脉浮数微紧。此病很多人夏日汗多时不显，春秋季明显。

治则：辛凉透表，祛风止痒

方剂：宣毒发表汤

方组：薄荷 15 g（后下）　升麻 6 g　葛根 20 g

荆芥 10 g　　　　　连翘 12 g　甘草 6 g

蝉蜕 10 g　　　　　乌蛇 12 g

用法：六剂，回家煎服，每副中药，用水二碗煎，水开后约 10 分钟即可，不可久煎，一副药煎二次，早晚饭后热服，取汗。

第七日诊

患者服完六副后，周身起丘疹与皮疹比原先更多了，病人有点恐慌，仍瘙痒不解，脉象浮数。此风热邪毒自里达表，因药而更发散，实是邪出之兆。嘱其不要恐慌，乃正常现象，原方不动，又六剂，继续服用，回家煎服如前法。

第十二日诊

自这六副药服完，症状已有好转，期间有两夜周身出汗过多，汗液微发黄色，白衬衣上能明显看到，近几日晨尿头黄后清、口干、瘙痒见轻，但皮疹仍未消失，此时邪已随汗出而解大半，唯卫气受风热之郁，营阴少其滋养，皮疹红而干痒，原方去发散之荆芥、升麻，加沙参12 g、麦冬12 g、麻子仁10 g，以滋润，带十五副，回家继续煎服。

第二十八日诊

自这次调方服后，自觉瘙痒已不明显，口不干，皮肤也不燥热，全身皮疹已消一半左右，原方继续服用，又拿十五副，回家煎服。

第四十三日诊

病人全身皮疹已基本消失，只四肢有个别的未消失，原方不动，又用十五副，回家煎服。

第五十八日诊

一早来诊，患者全身皮疹已完全治愈，并见皮肤比之前润泽、滑而白，嘱其以后少用含汞增白与含激素增润的化妆品。

总结：风热之邪自外表侵犯人体，因正气盛，邪不能入里，只郁于表腠之中，而生癣疮、干裂之病。薄荷、连翘、蝉蜕辛凉解表，少加荆芥辛温解表，又制辛凉过度，乌蛇配荆芥又能祛风、止痒杀虫，甘草调和，升麻、葛根相合，使诸药透散，直达肌表，增强辛凉透表、祛风止痒之功。

通过以上分型治疗取得成功的病人，近几年共 168 例，其中女性 67 例（20 ～ 70 岁 43 例，70 岁以上 24 例），男性 84 例（20 ～ 65 岁 74 例，65 岁以上 10 例），小儿 17 例（4 ～ 13 岁，未分男女），发病 1 个月 ～ 15 年不等。其中血燥受风 31 例，湿热溢表 54 例，湿毒溢表 20 例，风热袭表 63 例，病人治疗情况不一，有人使用过激素类西药，有未用过激素的，均用上四方对症治疗。一个疗程 1 个月，中间间隔 1 个月，再用 1 个月。一般情况下 3 个月症状控制。根据病人年龄体质不同，剂量不一，一剂煎服二次，同时配合忌口，不可食用葱、姜、蒜、各种辛辣食物，各种酒等，愈后要求忌口 3 年。个别反复发作，间断性治疗一年者，多数由饮酒等不慎又发。3 个疗程愈者 126 例，好转 29 例，未效者 13 例；痊愈两年后复发者 8 例，又用原方治愈。恢复情况依患病时间长短不同而不同。

2 型糖尿病的中医早期治疗观察

近几年对早期 2 型糖尿病的患者（未使用任何西药、发病不超过三个月的血糖升高患者），采用纯中医治疗配合控制饮食、加强体育锻炼的手段，达到血糖恢复正常或得到有效控制的目的。

根据中医的辨证方法对糖尿病患者进行分类：肝旺克脾者清肝火、泻心火、滋胃阴；痰湿中阻者健脾利湿；肝脾两虚者五脏同补；肺肾阴虚者滋阴养肾。结果服用三个月血糖降至正常者 18 人。服用六个月降至正常者 130 人。继续服用中药，血糖仍保持在 6 ~ 7 mmol/L。两个月复查一次血糖，一直正常，停用中药一年内复发者 19 例，中医综合治疗仍有效。故糖尿病患者采取中医分型辨证治疗的手段，能获得较理想的治疗结果。

糖尿病是由于遗传和环境因素相互作用而引起的代谢性疾病，以血糖增高为特征。糖尿病中医称为消渴病。根据《黄帝内经》记载"夫五味入口，藏于胃，脾为之行其精气，津液在脾，故令人口甘也，此肥美之所发也，此人必数食甘美而多肥也，肥者令人内热，甘者令人中满，故其气上溢，转为消渴。治之以兰，除陈气也。"《景岳全书·三消干渴》论证"三消之病，三焦受病也。上消者，渴证也，大渴引饮，随饮随渴，以上焦之津液枯涸。古云其病在肺，而不知心、脾、阳明之火皆能熏炙而然，故又谓之膈消也。中消者，中焦病也，多食善饥，不为肌肉，而日加消瘦，其病在脾胃，又谓之消中也。下消者，下焦病也，小便黄赤，为淋为浊，如膏如脂，面黑耳焦，日渐消瘦，其病在肾，故又名肾消也。此三消者，古人悉认为火证，然有实火者，以邪热有余也；有虚火者，以真阴不足也。使治消证而不辨虚实，则未有不误者矣。"根据临床观察发现，根据个人体质不同，笔者总结出了四种类型的辨证治疗方法。

例一　肝旺克脾

患者，刘某，47岁。

病者平素体胖，脾气暴躁，近几日因家中拆迁事宜，与人发生纠纷，心情一直不好，经常饮酒，嗜食辛辣，体育锻炼较少，前几日有点感冒，发热三天，在本村用西药治疗而愈。当晚食生葱一节，次日一早忽然满口生疮，自认为上火，喝了一点竹叶煎水，后渐渐好转。今早忽然口渴明显，小便增多，到镇医院查空腹血糖 9.6 mmol/L，糖化血红蛋白 8.7%，因不想服西药，来我院请中医治疗。来时症见口干，口渴，饮食增多，小便增多，微黄，但消瘦不明显，目干涩视物有模糊不清的感觉，伴烦躁易怒，脉弦或弦数。空腹血糖升高的病人部分有尿糖升高。

症候分析：肝木火旺为实火，脉弦不细非水不涵木，脾受克求助于食，火伤胃阴，故口干渴而求助于饮，火蒸气化，故随饮随尿，肝开窍于目，肝经实火则目干而黏，烦而易怒，脉弦数。

治则：实则泻其火，清肝火、泻心火、滋胃阴

方剂：龙胆泻肝汤合沙参麦冬汤加减

方组：龙胆草 10 g　山栀 10 g（打）　竹叶 12 g

　　　麦冬 12 g　　茯苓 10 g　　　沙参 10 g

用法：六副，回家煎服，一副煎二次，早晚饭后温服。

第七日诊

一早测空腹血糖 7.8 mmol/L，口干、尿频症状有所好转，原方继续服用，又拿六副，回家煎服。

第十二日诊

早空腹查血糖 6.9 mmol/L，口干、尿频已消失，脉弦不数。此肝火已明显减弱，原方继续用六剂，回家煎服。

第十八日诊

今早来诊，空腹血糖已降至 6.0 mmol/L，病人诸症均已消失，原方用量减半，继续用十天停药。一个月后复查一切正常，嘱其忌口一年。

总结：龙胆、山栀清肝热，竹叶、麦冬泻心火，沙参养胃阴，云苓引诸热从小便而出，共奏清肝泻心，滋阴益胃之功，且健脾抗肝之侵。

例二　痰湿阻中

姜某，男，57 岁。

患者素体肥胖，爱食酒肉，一餐无肉而不香，平时不爱锻炼，上三层楼即喘促，既往血糖正常，今年查体发现血糖 8.7 mmol/L，医生建议暂不服药，回家锻炼与忌口，半个月后复查，血糖仍高，又观察半个月后查血糖 11.2 mmol/L（期间陪朋友饮啤酒一瓶），因听别人讲服西药基本一辈子不能停，故来我院请中医诊治。病人肥胖，腹胀如坠，口干，但渴而不多饮，小便清而短频，动则气喘，胸闷，舌苔白腻，脉滑缓。

症候分析：肥胖之人多食肥甘，缺乏锻炼，而至脾胃湿浊积滞，气机运行不畅，故腹胀如坠，动则气喘，胸闷。湿浊上蒙清窍则头晕，累及肾阳必腰酸腿痛而沉。口干者湿阻于中焦，脾失运化，津不能上承；湿为阴邪，故口干而不多喝，频尿而清短，舌苔白腻，脉沉缓滑，皆脾湿之象。

治则：健脾利湿

方剂：升阳除湿汤

方组：升麻 10 g（酒炒）　苍术 12 g　葛根 15 g（煨）

　　　薏米 10 g　　　　　车前子 12 g

用法：十剂回家煎服，一剂煎二次，饭前热服。

第十一日诊

早晨空腹查血糖 10.0 mmol/L，体重明显减轻，原方继续用十剂，带回煎服。

第二十一日诊

病人服药后自感周身轻松，腹部坠胀感明显减轻，今早空腹查血糖 8.7 mmol/L，原方不动，继续服用又十剂，回家煎服。

第三十一日诊

早查空腹血糖，6.8 mmol/L，效不更方，原方继续用，又十剂。

第四十一日诊

今早查空腹血糖 6.4 mmol/L，原方继续，又用二十副，回家煎服。

第六十二日诊

今早来诊，自述服药后明显体重减轻，现周身有力，上四层楼不喘，查空腹血糖 6.0 mmol/L，原方继续用十五剂，以巩固治疗，嘱其忌口一年。

总结：苍术、薏米健脾利湿；葛根、升麻升发阳明，酒炒、煨者性温；车前利水，引诸邪出于下窍，脾健湿清，渴自然而愈。

例三　脾肾两虚

沙某，54 岁。

患者六年前即发现血糖升高，但并未引起注意，仍每日不忌口，经常食用甜食、酒肉、烧烤熏炙之物，一年之中有时服几天西药，一有好转，即不忌口，并不能坚持服药。今年正月到现在，明显出现消渴的症状，查空腹血糖 15.6 mmol/L，周身酸，头晕，无精神，不耐劳，急忙服西药，十天后查空腹血糖 14.4 mmol/L，血糖有所下降，但周身症状并无改善，故来请中医，想中西医配合治疗。

病人消渴日久，来时症见口渴多饮，多尿，但尿一般清，不多食，消瘦，头晕，视物昏蒙，心烦，腰腿酸痛或酸乏，或皮肤燥，脉缓而无力。

症候分析：消渴日久，精血日耗，脾气不足，不能濡润肌肉四肢，大肉必削；土不足金亦不足，故皮肤失湿润而燥痒，或者生疮；肾为先天之本，命火日耗，精血亏虚，上不养脑髓而头晕，不温心阳而胸痹；肾精空而腰腿酸疼、乏力，不耐劳作，男性阳痿；脉细者阴血不足，肝肾同源，精血不足则目不能视，故视物昏蒙不清，此肝、肾、脾、心皆累，故危重。

治则：五脏同补

方剂：左归丸加减

方组：五味子 12 g　　龟板 30 g　　女贞子 15 g

首乌 15 g　　枸杞 12 g　　生黄芪 50 g

用法：十副，回家煎服，一副煎二次，一日二次温服。

第十一日诊

病人服完药后，自觉周身症状有所好转，今早空腹查血糖13.6 mmol/L，原方继续用，又十剂，回家煎服。

第二十一日诊

病人周身酸痛好转，今早查空腹血糖 12.5 mmol/L，原方继续用，又十剂。

第三十一日诊

早空腹查血糖 11.6 mmol/L，药已见效，原方继续用，带三十副，回家煎服。

第六十一日诊

病人自述周身症状已消失，今早空腹查血糖降到8.6 mmol/L，又用三十副，回家煎服。

第九十二日诊

今早空腹血糖 7.3 mmol/L，原方又用三十剂，带回煎服。

第一百二十日诊

今早空腹血糖 6.4 mmol/L，又用三十副，后查血糖已恢复正常，又用二十副巩固之，嘱其忌口一年。

总结： 五味子止烦渴；龟板为血肉之品，同首乌、枸杞、女贞子合用有滋补之效；黄芪性热，补脾、肺、心之阳，于诸阴药中少用，既防寒凉过度，又有阳生阴长之意，元气充足，脾胃健，后天得养，阴血足，五脏安和，先天得补，能调五脏而润全身。

例四　肺肾阴虚

项氏，58岁。

患者十三年前得过肺结核病，已治愈，在八年前出现周身燥热，时有一阵汗出，面赤怕风，夜间口干，手足心灼热，有时心中烦热，把手足贴在墙上方舒，一直在本乡镇医院按更年期病治疗，时轻时重。2015年冬，感觉燥热加重，有时夜间必须起来喝水，二小时不饮水即感咽中如火烧，故到大医院查体，发现血糖升高，空腹16.8 mmol/L，糖化血红蛋白9.7%，其父因糖尿病病故，病人不想服西药，想先用中药调理，如不见效再改用西药。

来诊时症见口干多饮，咽中时痛，口热，舌干少津，时咽痒微咳，腰痛腿酸，神疲，多食频饮，饮不解渴，五心烦热，时觉有骨蒸之热，毛发干而无光，面色枯暗，小便少而勤，尿黄，大便头干后溏，阴中有筋似痛，舌质红、苔干、脉细数。

症候分析：肺阴虚火旺，蒸于肺系则咽痒而时咳，口干多饮；金水不生，势必肾水不足，故而肾阳亢盛，肾中之火循经而至咽喉，则见口热舌干、咽微痛，灼于肾之阴精，肾精必空虚，而腰酸腿疼，精髓伤故入夜骨蒸、五心烦热、发干面枯；肾阴不足，故小便已阴中筋痛、大便头干、下焦热甚；金盗土气，土不足而求助于食，故多饮多食。

治则：滋肺养肾

方剂：养阴清肺汤加减

方组：知母 15 g　　葛根 30 g　　麦冬 15 g

　　　生地 30 g　　玄参 15 g　　丹皮 10 g

用法：十剂，回家煎服，一副煎二次，温服。

第十一日诊

自述口干渴饮，燥热均已明显好转，今早查空腹血糖 14.7 mmol/L，已有效，原方继续用，带三十副回家煎服。

第四十一日诊

今早来诊空腹血糖 13 mmol/L，原方继续用，又三十副。

第七十二日诊

病人口热舌干与口渴咽痛均已消失，夜间烦热也明显减少，空腹血糖 11.6 mmol/L，原方继续用，又三十副，回家煎服。

第一百一十二日诊

自述各种症状均已消失，今早空腹血糖 9.7 mmol/L，脉象缓而不数，原方又三十副，煎服。

第一百四十一日诊

今早空腹查血糖 8.9 mmol/L，原方继续用三十副。

第一百七十二日诊

今早空腹血糖 6.8 mmol/L，原方继续用三十副。

第二百一十日诊

今早空腹查血糖 6.0 mmol/L，症状已完全控制。原方用五副打粉，装入胶囊内，每次用二钱，连用一年，巩固治疗。

总结：知母泻肺滋肾，引肺气下降于肾；麦冬、葛根生津液、去浮热；生地、玄参滋阴凉血，玄参、丹皮滋肾阴，清骨髓之热，肺肾阴津得补，水津四布，故虚热清，消渴能解。

近几年治疗 148 例典型病人，基本服药 1 ~ 12 个月不等：血糖恢复正常后逐渐停用，服用时间从隔一日服一日、隔两日服一日，到隔三日服一日，恢复正常后患者停药，需忌口。一年后因饮食不忌，特别是饮酒复发者 18 例；二年后复发 24 例，又用中药加控制饮食得到恢复，其中 17 例用中药治疗期间不效，改口服西药治疗，未再使用中药。从以上这些病例中，我们可以总结出，只要辨证准确，有些疑难杂症还是可以治愈的。

眼干燥症的中医治疗

门诊共收治 143 例眼干燥症患者，总结典型病例，用中医辨证的方法，对症用药，治愈 106 人（完全恢复正常），基本痊愈 37 人（症状其本消失，唯有少许干燥感觉）。40 岁以上病人占 20%，20 岁以上病人占 60%，10 岁以上的孩子占 20%。其中，肝阴虚型 4 例，肝火上炎型 13 例，胃火炽盛型 3 例，少阳火炽型 86 例。

例一　少阳火炽

患者张某，男，23岁。

病人大学毕业，准备考研，本身压力很大，经常熬夜，在计算机前查阅资料，近几日因家中事心情不悦，倍感烦恼，昨天熬夜至 11 点，早起后自觉头晕、眼胀痛，自认为休息不好所至，早饭后又睡一会儿，但醒后仍不见症状缓解，遂到医院眼科检查治疗，医院诊断为眼压升高，眼底动脉痉挛，同时脑动脉痉挛，用西药内服配合眼药水治疗三天不效，遂来请中医诊治。病人来时主要症状为眼干痒、涩痛，闭目时有灼热感，怕光，结膜有时充血，严重时会出现眼外眦痛，痛时恶心伴口干苦、心烦，舌质红苔薄黄，脉多带数象，有弦有细。

证候分析：胆为清净之府，少阳胆经并非阴不足，而为实火过旺，纠其因，多为情志不畅，急躁熬夜，再加饮食热毒，郁积胆腑，上扰目窍而成也。

治则：清泄少阳，滋阴明目

方剂：小柴胡汤加减

方组：柴胡 10 g　　黄芩 10 g　　　　党参 10 g

甘草 6 g　　半夏 5 g（打）　竹叶 10 g

菊花 10 g　　蝉蜕 10 g　　　生地 10 g

用法：一剂，用水三碗，煎成一碗，连煎二次，一日二次，饭后温服。忌食辛辣，避免强光，不生气，不熬夜。

方解：小柴胡汤原方不用姜、枣，防其辛温；少用半夏，降浊而又不至燥伤；柴胡为少阳主药；黄芩清上焦；竹叶、菊花清火，使少阳之火得清，不灼目窍；蝉蜕散风热，明目，退睛中郁热；生地清热滋阴。全方共奏清泄少阳，滋阴明目之功。

第二日诊

昨晚服药后，早早上床，一夜休息很好，今早起床时，二目有分泌物，黏干，用温盐水洗开，口苦心烦见轻，但仍头晕痛，眼胀痛，不能久视，见光加重，左眼外眦胀痛，时感血管一跳一跳，有轻微痛感，原方继续用一剂，煎服同前法。

第三日诊

今早来诊，口干苦已明显好转，眼睛干痒涩痛见轻，醒后眼中仍有很多分泌物，头晕、头痛不见轻，并且有时感觉耳内痒，时不通，小便黄。此肾中阴气受累，去辛燥之半夏，加生地 30 g，甘寒滋润，滋阴降火，一剂，煎服同前法。

第四日诊

今早起床，感觉诸症减轻，口不干苦，眼中分泌物减少，眼已不胀痛，唯时头晕，耳内不适，左眼外眦有动脉痉挛跳动，脉微数，效不更方，原方继续服用一剂，煎服如前法。

第五日诊

早起后，自觉视物清晰，晨尿开始黄，后渐清，脉已不数，大便不干，但仍时时头晕。此肝肾阴精不足，稍有虚风，再加天麻 12 g、钩藤 10 g，一剂，煎服如前法。

第六日诊

头已不晕，眼已清爽，诸症消失，又进三副以固之，至此痊愈。

例二　肝火上炎

李氏，56 岁。

病人更年期未过，素有血压偏高，平日经常心烦，时头面一阵热赤，汗出而解，近日因儿媳妇家事烦心，夜间伤心流泪，气恼而眠。早起后发觉目眩耳鸣，眼珠红赤，胀痛，视物模糊，如有一层雾状，饭后到乡医院查血压 180/100 mmHg，以高血压病在医院输液治疗，并口服西药（不详）治疗四天，血压基本控制，但症状一直未消失，遂来我院请中医会诊。病人早晨来时见目珠赤痛、干涩、痒而有分泌物，时口苦头眩，伴耳中痒，心烦，两肋烦闷不舒，舌质红苔黄，脉弦数。

证候分析：肝经实火，阴本不虚，阳气偏亢，上冲于颠顶，灼于目窍故而发病。

治则：平肝泻阳，清肝明目

方剂：龙胆泻肝汤加减

方组：龙胆草 10 g　　　山栀 6 g　　　黄芩 6 g

　　　柴胡 10 g　　　生地 10 g　　　车前子 10 g

钩藤 10 g　　　菊花 10 g　　石决明 10 g

甘草 6 g

用法：一剂，用水煎二次，药液合并，分二次，饭后温服。

方解：此肝经火旺，逆于肝经，上冲目窍。龙胆草、山栀清肝胆湿热，配黄芩清上焦之火；生地凉血滋阴，配石决明滋阴潜阳之力更胜，配钩藤、菊花清肝火明目；甘草配车前子引火从下窍而出。全方共奏平肝潜阳，清肝明目之功效。

第二日诊

口苦头晕痛均见好（一直配合应用降血压西药），仍二目干涩胀痛，胸胁烦闷，耳内痒，早起目中有血丝，脉弦数有力，方已见效，继续用一剂。

第三日诊

今早晨尿一次，色黄赤，尿有灼热感，口苦、头眩晕明显见轻，其他如是，原方继续用一剂，煎服同前法。

第四日诊

病人夜间大便一次，头干后溏，早起服稀粥一碗，微有点恶心，眼不胀痛，晨起微赤，头晕见轻，胸胁烦闷，耳内痒，厌食乏力，口不干苦，脉微数。此肝火下行，有碍脾胃，加之肝气不疏，原方中去龙胆草、石决明，加青皮 10 g、木香 10 g 以疏肝理气，一剂，煎服如前法。

第五日诊

今早来诊，面带笑容，自述昨晚服药后气上行数次，下行排气数次，胸胁烦闷一夜消失，心中舒畅，现主要症状为头晕、厌食乏力，脉见缓和，但显无力。此肝气乘脾，中气亏虚，改方。

方剂：补中益气汤加减

方组：柴胡 10 g   党参 15 g   白术 12 g

生黄芪 15 g   当归 10 g   甘草 6 g

麦冬 10 g   桑叶 10 g

用法：一剂，煎服同前法。

第六日诊

病人症状明显见轻，周身有力，食欲有进，头晕、眼痛已完全消失，又带六剂回家，以固疗效。

第十二日诊

病人服完药后，诸症消失，视物已清晰，停药。嘱其回家后经常用冬桑叶泡水代茶服。

例三　胃火炽盛

刘某，男，34 岁。

患者平素嗜食辛辣，并有嗜酒之习，近日连续请客，辛辣酒肉过多，又加小事不顺，肝火过旺，而至口舌生疮，牙龈肿痛，鼻两侧痛，目中干痛，耳内痒痛，遂到本村医疗室输液治疗，用西药三天不效，来请求中医治疗。病人来时眼干痛、痒涩，有时伴眼眶痛，晨起时有明显粉性分泌物，色黄，鼻干，口干，大便干燥，小便黄，舌质红苔黄腻，脉滑数。

证候分析：过食辛辣、酒类，热浊之气势必熏蒸胃腑，上蒸清窍，故而口干、鼻干、苔黄腻；阳明胃经从迎香穴挟鼻上行，入目内眦，上额，故目眶痛、额时痛、鼻干、目内眦分泌物多，脉滑数，阳明积热之象。

治则：清泻阳明

方剂：凉膈散加减

方组：大黄 10 g　　　朴硝 6 g　　　山栀 10 g

　　　黄芩 10 g　　　薄荷 10 g　　　甘草 6 g

　　　升麻 10 g（先煎）

用法：水沸后入前药，停火浸 15 分钟，一剂煎二次，取汁分温服。

方解：大黄、朴硝泻阳明热结；山栀、黄芩清中上焦热；甘草和胃，防上药之苦寒；先煎升麻者，取其升清之力，又解阳明热毒；配薄荷辛凉清上；沸后停火浸上药，取其轻清又能泻火，如煎太浓则药不能达上焦，故本方轻泻阳明正好。

第二日诊

昨晚服药后，一夜腹中微痛，时有热气自腹中串行，排气后觉肛门如热烫，晨起大便一次，干如羊屎，小便黄赤，口疮稍轻，其他如常，原方继续用一剂。

第三日诊

今早起床后，连续大便两次，第一次干，第二次溏，大小便均有热灼感，眼痛、牙痛见轻，眼干、口干、鼻干、耳内热痒未轻。此时阳明火热已平，但阳明经阴精受灼，阴液耗而干燥，当滋养胃阴，以降浮火，改方。

方组：生地 15 g　　玉竹 15 g　　云苓 10 g

　　　黄柏 6 g　　　甘草 6 g　　　葛根 15 g

　　　鲜芦根 30 g

用法：一剂，水煎如前法。

第四日诊

病人自述昨晚服药后，一夜觉周身滋润，早起后咳几下，鼻后咽部有痰，痰中微带淡红血色，吐出后，鼻咽已不觉干燥，耳内稍热痒，舌苔黄腻已消，小便不黄，大便微溏，脉缓滑，症状减少，原方继续服用一剂。

第五日诊

病人诸症已恢复正常，痊愈后，带药三剂，回家自养。

例四　肝阴虚

廖某，男，23 岁。

患者大学期间经常用手机、电脑玩游戏，有时躲在被窝里玩，有时玩通宵，持续一年余，平时不注意保护眼睛，也不经常体育锻炼。近几个月，出现梦遗数次，这次假期，玩两夜后，出现眼睛干涩，时有胀痛，同时伴有头晕、记忆力下降、心烦，自己到药房买西药口服，与眼药水外用，一周不见好转，遂来我院诊治。病人来时目干无泪、涩痒，晨起白睛红，中午、下午消失，眼不痛，但有时视力明显下降、视物模糊，眼易疲劳，久不愈，舌淡苔薄白，脉细微带数。

症候分析：肝开窍于目，熬夜玩手机、计算机，操劳过度，使肝血过度消耗，故目不得肝血滋养而无泪、干涩，视力差、易疲劳者，肝经已亏，脉细为阴血不足，数者不能制阳，故而发病。

治则：滋阴养肝

方剂：杞菊地黄丸加味

方组：生地 15 g　　山萸肉 10 g　　山药 15 g

　　　泽泻 10 g　　云苓 10 g　　丹皮 10 g

　　　枸杞 10 g　　菊花 10 g　　白蒺藜 15 g（打）

　　　桑叶 15 g

用法：一剂，用水三碗，煎成一碗，连煎二次，饭后温服。

方解：肝肾同源，况肾水充足，则肝火不炽，故用六味地黄丸以滋肾水，加枸杞、白蒺藜补肝又明目，配桑叶、菊花清肝中余火，又能明目，取其轻清以达上窍。全方共奏滋阴养肝、清肝明目之力。

第二日诊

病人今早起床后眼干涩有所好转，其他如前，原方继续用一剂。

第三日诊

今早感觉眼中滋润，干涩明显好转，但仍感觉久视眼累，闭目一会儿方舒，下午明显视物不清。此阴精不足，重用枸杞30g、山药30g，生地改熟地用30g，一剂，煎服如前法。

第四日诊

病人近几日严格忌手机、计算机，甚则连电视也不看了，自述不看之后，每日到公园散步，在松林中静坐，感觉找回自我，对事物有了真实的感觉，头脑比之前灵活，以前整日如在云雾之中，朦朦胧胧，幻想百出，今日方感降落地面。今早起床后眼已不干涩，头不晕，心不烦，通身很滋润，唯久视眼仍有疲劳感，近几日未见梦遗。此久病，精气亏耗，需慢养，于原方内加入人参20g，用三剂，打粉，蜜丸，每次服二钱，每日二次，嘱其自己注重保养。此患者开学回校后带去学校服用，一料用尽后，其父告知，病人已完全康复。

附录

小儿科的中医学习与诊治

自有人类就有了治疗活动，这是历史的证明，我们要学习中医儿科知识，首先要大体了解一下中医儿科的发展过程。

相传《颅囟经》是我国最早的儿科专著，不著撰人，据考现存《颅囟经》成书于唐宋。影响最大的儿科专著为北宋钱乙的《小儿药证直诀》，书中首先明确指出小儿生理特点为"脏腑柔弱，易虚易实，易寒易热"。诊断上创立面上证、目内证，因小儿不会说，诊断多依赖望诊。辨证论治上创立五脏寒热虚实证治法则与五脏补泻方剂。对儿科麻、痘、惊、疳四大证进行了详细记载，并指明在治疗疾病时注重调理脾胃。

肾为先天之根，来源父母，生命之源，脾胃为后天之本，脏腑、肌肉、经络、气血全赖后天脾胃吸收五谷精华而滋养，李东垣提出内伤脾胃百病由生的论述，治病重在升补脾阳，被称为补土派也是这个道理。刘河间稍晚于钱乙，他以火热立论，认为六气皆从火化，用药多寒凉，为寒凉派。张从正认为病由邪生，邪去则正安，用汗、吐、泻三法攻邪，被称为攻下派。朱丹溪提出阳常有余而阴常不足，用药当以滋阴降火为主，被称为养阴派，均各有千秋、各有造诣。

吴又可明确提出"戾气致病"的概念。叶天士和吴鞠通创立了卫气营血、三焦为中心的温病辨证论治诊疗方法。至明清时代，温病学成为一门独立学科。

钱乙《小儿药证直决》中的理论是指导我们辨证的基础。他指出小儿生理特点为：①脏腑柔弱：小儿脏腑娇嫩，护理不当就易发病；②易虚易实：小儿病的转化比较快；③易寒易热：阴阳易不平衡。

易虚易实、易寒易热也是我们用药的原则，小儿用药切忌大吐、大泻、大汗、有毒之品，又忌大寒大苦、大升大降之法，以上几点粗语是我自己研究的一套小儿用药方法，属于个人经验。

小儿疾病的诊断与成人大体相同，只是增加了指纹诊断，因小儿形气未充，脉较短小，切脉方法与成人稍异。钱乙提出面上证与目内证是因小儿不能用语言表达，大部分依靠望诊问诊来诊断，无论面色与目色，皆先用阴阳、五行理论来推演，同时望、闻、问、切四诊辨证配合也很重要。

一、望诊

1. 望面部

望诊先看有无神，两神之门在瞳仁，鲜嫩光亮面红润，面上五官仔细分。额心颌肾脾中央，左肝右肺五官祥，五色生克能知命，四时顺逆对证望。

因《内经》中讲，五脏六腑、十二经脉之气血皆上行于面，又胃为水谷之海，五脏六腑之经气血皆赖脾胃水谷精微后天滋养。面部五官分属五脏：两耳归肾、鼻属肺、脾在口、肝主目、舌归心。还有目中部位分属五脏，在临床非常常用。左肝右肺的原理是，肝之气自左而升，肺之气自右而降，肝脉在左手，肺脉在右手。

2. 望形体

形体从头看到脚，鼻咽二阴别忘了。二便能知寒与热，动而有力定不弱。

从头到脚观察发育情况，肌肉是否充满，色泽是否红润，手脚是否有力，腹部是否胀满等情况，再问排气情况。例如，新生儿腹大如鼓，虽高出胸骨和两胁肋，无青筋暴露，二便如常，有排气，叩之有鼓声，不为胀；伸手一摸后背与前心有汗无汗，以知表实、表虚，当发汗、当清热就知道了；二便能知寒与热，小儿感冒，不论发热不发热，如小便黄赤者必有内热，大便清稀必有内寒。

3. 望指纹

小儿指纹定三关，男左女右一样看，能知初气中风候，风轻气重命艰难，黄是脾病黑中恶，红属内热紫伤寒，红黄隐退五脏和，紫青伤食气虚烦，如枪冲射惊风候，三焦三关看不难。

小儿有病用此看，虽不能语也好断。这些基础要死记，实战才能灵活用。

二、闻诊

先闻气味后听声，酸腐气味是伤食，酸臭已是泄泻成，口味二便与汗液，痰中腥臭是肺痈，寒证清淡气味少，热证色深气味浓，哭声洪亮病证浅，语声低微气虚形，夜啼只在时辰哭，干哭无泪是腹痛，睡中突然大声叫，山根色青是惊风，呕如果酱酱油状，肠中套叠或便红，咳嗽定知肺有病，风寒风热要分清，声音嘶哑喉干燥，犬吠喉炎是急症，若伴顿咳百日咳，吸气困难咳连声。

先闻气味，患儿一坐到医生跟前，首先闻到气味，气味又分二便的气味，痰涎、汗液、呕吐物、口中气味等。一般情况呕吐物、大便有酸腐气味，或明显带有大粪气味为食滞；小便臊臭的大多为湿热；痰液腥臭多属肺痈、化脓性肺炎；口臭为胃热过盛。无论口气、二便、汗液等，色浅气味淡的大多为寒证，色深气味浓的大多为热证。

听声包括听啼哭声、咳嗽声、呼吸声、语言声等。患儿哭声洪亮病证浅在阳；语声低微大多气弱，为正气虚；夜啼有一定规律，大约只在夜间某一时辰哭，每晚如此；小儿腹痛最常见到哭而目中无泪，伴屈腰、皱眉，大哭不止，揉腹、暖腹则缓。睡中突然惊叫，山根部有明显青色，或指纹色青如枪射，多为惊吓而患病。如果呕吐物如果酱色或大便为血样、酱油状，多考虑肠套叠；咳嗽要分清风寒与风热，风寒者鼻有清涕、发热无汗，风热者发热有汗、口唇干；声音嘶哑的多是咽喉有病，阴虚干燥者为多，声音嘶哑，咳如犬吠者多为急性喉炎；百日咳有典型的顿咳，咳声连续几十次，伴吸气困难，最后呕出痰沫方止。

三、问诊

1. 问相关症

先问现病再旧因，何时发病最要紧，前后经过问详细，治疗经过莫缺诊，孕期患病受惊吓，胎产断乳尚需询，预防接种何情况，家族遗传再问问。

问诊主要是问家属与保育人员等，可对病情进行全面了解，先问现在病情，如何时发病、前后经过、治疗过程、孕期母亲患过何病、生产喂养方式、发育情况、胎次、何时断乳，是否足月，何时学会说话，何时学会走路，预防接种年龄等情况及家族遗传等，需详细问诊以帮助诊断。

2. 问寒热

恶寒无热发于阴，发热恶寒发于阳，寒热往来少阳病，大热大渴在阳明，阳明汗出热不退，在经在腑大便形，更有阴虚阳虚热，多在暮晨好辨明。

发热恶寒的大多出于阳分，无热恶寒的大多发于阴分，寒热往来多见于少阳病；阳明病分阳明经证、阳明腑证，大热、大渴、脉洪大、大便溏或正常为阳明经证，便秘多为阳明腑证；阴虚发热大多在暮时，阳虚发热大多在晨时，同时应伴阴虚、阳虚的症候。

3.问汗

小儿善动腠理疏，时时少许有汗出，汗多无力自汗证，本是体弱卫表虚，盗汗睡后多出汗，醒后汗止阴不足，汗出仍热风温病，无汗身热风寒初，更有亡阳危急候，大汗不止如油珠。

小儿时津津汗出，面色红润，饮食正常，精神正常，不为病，因小儿第一善动，第二腠理疏；如果出汗多，伴少气无力，多为自汗病；盗汗为睡后出汗、醒后即止，多为阴虚、卫表不固；如果发热患儿汗出热不退，多为风温病；发热无汗多表实，为风寒初证，大多汗出热退；大汗不止，汗出如油，多为亡阳虚脱证，多见于危重病。

4.问头身

头身各部不一样，头痛呕吐怕见光，脑炎必定伴发热，哭闹不止目不张，头晕可见站不稳，再问身体无外伤。

头痛、呕吐、高热、抽搐为邪热入营，属急惊风，大多见于脑炎类疾病；头痛、呕吐、不发热，考虑摔跌致头受伤等；

头痛的患儿大多喜闭目，怕光、厌声响；头晕的患儿站立不稳；头身各部通过触摸就可知道疼痛，有无外伤要问清楚。

5. 问二便

二便尿液与糟粕，脏腑协调方通利，便溏无力脾不运，便干阳明腑实热，下痢肠中积滞病，白是受寒红是热，尿黄内热水津少，清长定主寒气多。

小便可以体现人体水液情况，大便为排出的糟粕。需问一日内大小便次数、量及性质、颜色及时间。大便溏伴乏力，多为脾虚不运，大便干为阳明腑实热；肠中积滞，多下痢，寒化泻下物发白，热化下痢带血；小便黄的有内热，水液相对较少；小便清长的多是体内阳气弱、寒气多。

6. 问睡眠与饮食

有醒有睡面色荣，神清食旺病不生，嗜睡昏睡神识病，热闭心包抽搐惊，不思乳食又便溏，脾失健运食不香，积滞不食呕酸腐，腹胀纳呆消导行，胃热口干唇红燥，多饮食少用甘寒。

睡觉很自然，醒后不哭闹，面色荣润，发色光亮，有精神，食欲旺，大多为无病；如果出现嗜睡或昏睡的病症为邪扰神识；高热抽搐、颈项强、邪热入营、耗阴动风、热扰神明、热闭心包，多见于各种脑炎；厌食而又便溏，为脾失健运；乳食积滞，多伴腹胀，呕吐酸腐，要用消导法；胃热偏旺者大多口干唇红，饮水多而进食少，治疗多用甘寒类药物。

四、切诊

自古切脉谓之巧，一指能定三关妙，三岁以上脉成形，幼儿指纹要看好，浮沉能知表里病，迟数寒热见分晓，有力无力辨虚实，脉涩肠中滞积生，全身触按知疼痛，胀陷寒热汗多少。

自古以来切脉是个很巧妙的学问，三岁以上小儿可用脉诊，三岁以下的用指纹诊。小儿脉诊与成人不同，因小儿脉较短小，不好分寸关尺各部，故用一指定三关的方法来诊脉。常见脉象也非二十七脉，大体有浮、沉、迟、数、有力、无力、涩几种脉象，浮为病在表，沉为病在里，数主有热，迟主有寒，涩多积滞。同时，切也包括按身体各部，可知健弱、腹胀腹陷、四肢皮肉筋骨情况及出汗多少。

小儿脏腑娇嫩，形气未充，发育还不健全，用药首先宜平淡甘缓，因太苦小儿不能下咽；其次小量频服，小儿胃肠薄弱，服用药量过大会有不适，用添油法，一会儿一点，一会儿一点，缓慢服用，一有不适立即停药，这样不仅有利于观察病情，而且可以及时调方。

根据社会发展现状来结合分析中医中药未来发展

首先我们年龄大一点的人都知道一个事实，以前农村生产队未取消时，天气是非常寒冷的，大雪深可没腿，河中冰冻能走人，掉入雪中找不到人。该热真热，该冷真冷，空气清新，山清水秀，那时的人是纯自然的人，自然的气与物，故古方用药温热者多，寒凉者少。讲几个最简单例子，那时候，老百姓多贫穷，但有些小病，基本不用花钱就能治愈，如大人或小儿最常见的感冒，用一把何首乌藤、一把紫苏，二药煎水，服后盖被取汗，基本三天即愈，反复发热者加柴胡苗一把，再发热加地黄根一块，无不效。再如急性中耳炎，孩子耳内痛、头痛得大哭，用真纯银一块，放铁锅内用水煎一锅，服一日即愈，往往一块好银，几个村互相借用，这些单方祖辈相传至今，疗效均立竿见影，但现代人用之确不那么神了，为什么。

近代社会有空气污染、水源污染、噪声污染等，如呼吸道长期吸入有毒气体，肺气多伤，故鼻、咽、肺病多；农药化肥除草剂的使用，使饮食已不是原来的自然食物，人工添加剂、重金属等，食入必出现胃、肠、肝、肾病变。人的五脏六腑每日都受到有毒物质的攻击，每天都在帮我们排毒，一有壅滞，能不病哉。加之现代生活入夜不息，日出不作，暖床厚被，过食肥甘，不能常受日光照射，水泥阻隔得不到上升地气之滋养，君不觉花盆中之木永不能参天。人又以恶为美，以奸坏为乐，而不行善修德，每每急中发恶，急则心生逆火，肝气壅滞，木克土脾胃必坏，木火焚必肺金焦烂，火太盛肾水必耗干，往往五脏六腑败坏而多病错杂，所以病情就复杂得多了，不像古代那么单纯。我们学习了很多古代方剂，往往满腹药方，不能准确应用，这就需要我们既学习先辈经验理论，又要了解现代人的体质。有很多老师们说过古方不能全用，正是生活环境、习惯变更导致的。

现在有句流行语说"中医在中国生根，他国开花，他国结果"，实际不是这样的，中医精髓在中国的文化、人文风俗、方言、思考方式中形成，外国人学到的只是客观的知识，学不到精髓。虽然他们配合高科技，对中医中药进行了研究，但几千年历史的积淀并非个别人的成果，而是我们整个民族经验与智慧的结晶，中国是中医的根，学习与理解永远都能先人一步。

中医是中国人的祖先总结出来的，虽然现代社会变迁，环境改变，我们仍要从中国人文环境中寻找突破，病随人变，药随病变，才能有所创新与发展。